道木美晴

摂食障害
体重28.4kgからの
生還

涙を食べて生きた日々

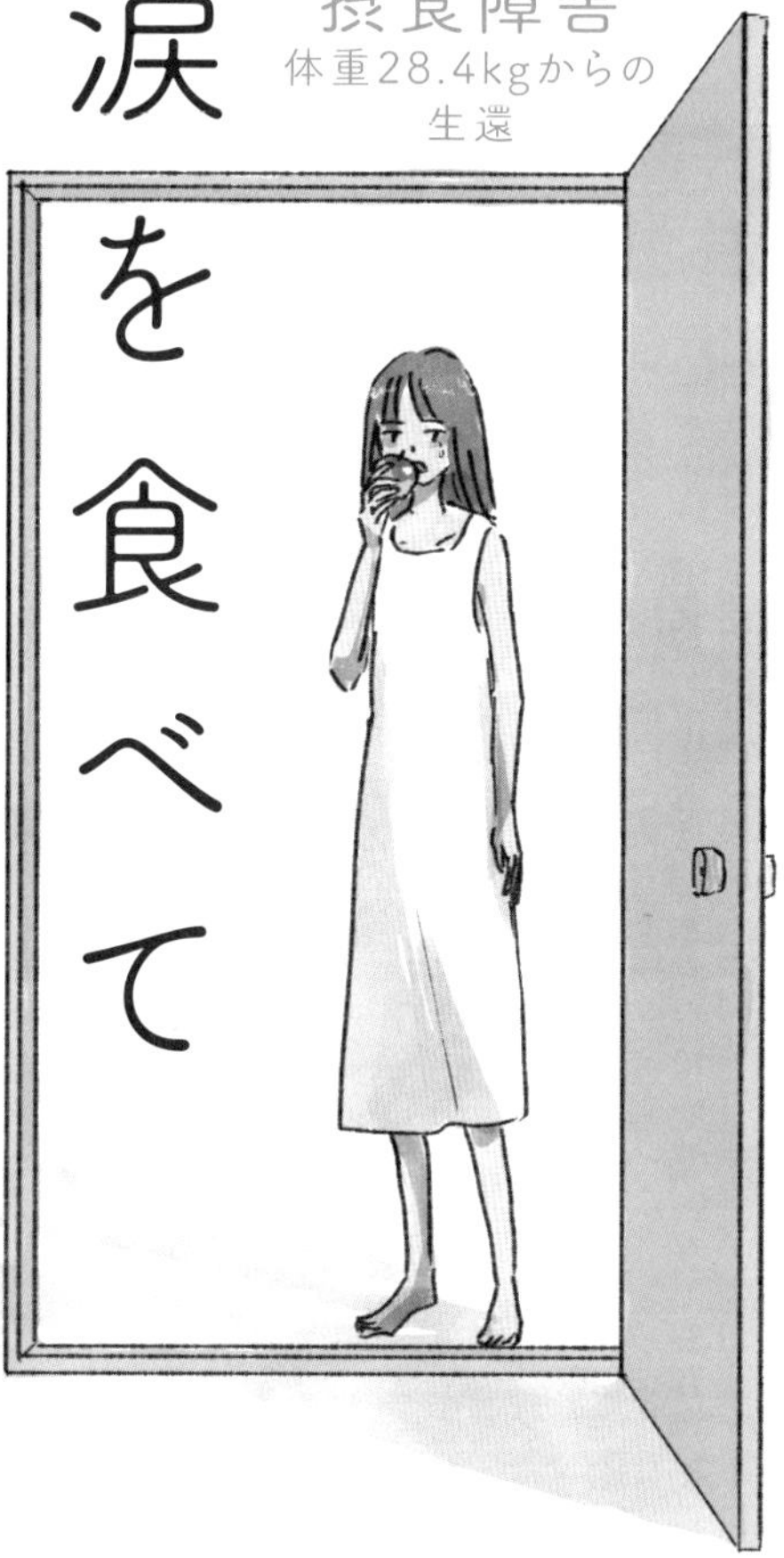

二見書房

はじめに

この本は、十六歳のときに摂食障害の一つである拒食症と診断され、後に過食症を経験した私が、何に苦しみ、何に希望を得て生きてきたのかを記した十二年間の記録です。

私がこの本を書いたのは、摂食障害の患者とそうでない人との〈ズレ〉を示すためです。

摂食障害は、乱暴に言ってしまえば、食行動に問題が出る病気のことです。拒食症の患者は、どんなに痩せ細っても食べることを拒否しますが、体調や気分の落ち込みで食欲がなくなっただけだと周りの人間に勘違いされてしまうことがあります。誰もが「食べたくない」という沈んだ気持ちを想像しやすいために、摂食障害の症状を、自分の常識で読み解こうとしてしまうのです。

しかし、摂食障害の患者とそうでない人たちの間には、決定的な認識の〈ズレ〉があるように思います。摂食障害の患者にとって、食べることとは全く別の感覚と意味を持ちます。

私の場合、食べることは恐怖そのものでした。食べ物を一欠片《ひとかけら》でも口に入れると、『太るぞ』と囁《ささや》く『もう一人の私』の声が聞こえ、身体の震えが止まらなくなりました。症状が悪化すると、食べ物自体にも恐怖を感じ、母が用意してくれた食事を見ただけで取り乱して叫び声を上げるようになりました。

なぜこのようになったのか、その〈ズレ〉を理解してもらうには、私と同じ立場に立ってもらうしかありません。そのために、当時の自分の感覚や価値観を掘り下げ、深く描写し、私の経験を追体験してもらえるよう注力しました。

私は、この本を読んで、感動してもらいたいわけでも、哀《あわ》れんでもらいたいわけでもありません。この本を使って、変えたい現状があります。

摂食障害でない人たちには、〈ズレ〉があることを認識しながら、彼らの言葉を聞いてほしいと思います。自分の経験や感覚からなる辞書を置いて、未知の言語を聞くように、注意深く耳を澄ませてください。完璧な理解も、アドバイスも必要ありません。ただ、聞いてあげてほしいのです。

そして、摂食障害で苦しんでいる人たちには、私とあなたの経験を照らし合わせ、自分の本心を探る手がかりにしてほしいと思います。

私は、摂食障害から抜け出すのは、自分自身にしかできないと思っています。摂食障害の苦しみの根底には、自分自身の偏《かたよ》った思い込みがあるはずです。それは世間からの刷り込みだったり、周りの人間の何気ない態度だったり、自分が無意識に当たり前だと思っていることです。

そこから抜け出すには、自分の心を客観的に見直す必要があります。それはとても怖いことです。痛いほどわかります。自分に向き合うことで、過去の辛《つら》い気持ちに戻ってしまうかもしれないという恐怖は、私もなかなか捨てられませんでした。

けれど、その恐怖の先に必ず泣いている自分がいます。うずくまっている背中を見つけることができれば、きっと何かを手に入れることができるはずです。
私の体験は個人の一例にすぎず、あなたの体験と一致しないことも多いかもしれません。私の考え方に、反感を覚えることもあるでしょう。私はそういう心の動きこそ、自分の形を知る大きな手がかりだと思っています。共感は、温かく気持ちの良いものですが、そのエネルギーゆえに多くの差異を押し流してしまいます。反感の中にこそ、あなたの苦しみや、大切なものがあります。

私は不器用で、偏った認識で自分自身を苦しめてきました。両親に自分の気持ちを打ち明けられず、悩んだこともありました。この本に登場する人々も、そして私自身も、少なからず迷い間違って生きてきました。
この本に書いたことは、さして特別なことでもなければ、悲劇でもなく、転がっている石ころみたいにありきたりですが、私にとって何よりも大切な日々です。この中の一文でも、あなたの苦しみに寄り添えることを願っています。

最後に、私に言葉を与えてくれた全ての人たちに、どうか幸せを。

もくじ

はじめに……002

第1章 拒食期（35kg～32・2kg）……009

名前がついた日……010
始まりの全て……014
頭の中の『私』の声……018
死に一番近いところ……033
白い箱の住人……036
コラム 拒食症について……047

第2章 入院期前半（32・2kg～）……051

入院生活の始まり……052
小さな一歩……059
神様が言っている……065
極上の花束をあげる……076
食べるのが楽しい？……086
コラム 低栄養・低体重の影響（身体面）……096

第3章 入院期後半（33・2kg～31・4kg）……099
初めての外出……100
ここに来た理由……107
救世主……116
食べることは生きること……124
扉から出ていく日……139
コラム 拒食症の特徴的な行動……150

第4章 過食期（28・4kg～56kg）……153
空腹と満腹……154
〈ドカ食い〉……169
醜くなる身体……182
話せない秘密……189
私を笑わないで……196
三年間の結末……201
コラム 過食症について……206

第5章 回復期 213

新しい生活 214
空白の意味 222
まだ病気に支配されている 229
克服の定義 237
全ての始まり 252
私の心を満たすもの 262
コラム 摂食障害の克服とは 274
おわりに 278

装画・挿絵
今日マチ子
ブックデザイン
坂野公一 (welle design)

*

第1章

*

拒食期

*

35kg～32.2kg

*

1 名前がついた日

始まりは、一本の電話だった。

高校一年生の夏、担任から母に電話がかかってきた。

「美晴《みはる》さんのことでお伝えしたいことがあるので、明日の放課後、学校に来てくださいませんか」

次の日、母と私は職員室で担任と対面した。テーブルの向こう側にある担任の顔は、少し強張っているように見えた。

「美晴さんの体重が、四月から10キロ減っています」

担任が差し出したプリントには、学校の定期健診の結果が書いてあった。私の身長は153センチ。四月に45・7キロあった体重は、九月に35キロになっていた。

「これ以上体重が減るようであれば、登校は許可できません。体重を増やしてください。もし、精神的な理由で食べることが難しい場合は、心の病気の可能性があります。心療内科の受診を考えた方がいいかもしれません」

それは青天の霹靂《へきれき》だった。私がそれほど痩せてしまっていたことに、家族の誰一人として、そして私自身も、全く気がついていなかったからである。

数日後、母に連れられて市内の心療内科に行った。何十分も待ってやっと通された診察室には、三十代後半くらいの痩せた女性が座っていた。吊《つ》り上がった眉と切り揃《そろ》えられた黒い髪に、彼女の気難しそうな雰囲気が漂っている。女性の医師はカルテから顔を上げずに、「道《みち》木《き》さん、ここに座って」と対面の椅子を指さした。

私は彼女に、ダイエットで少し痩せただけで身体に不調はないし、周りが過剰反応しているだけだと説明した。彼女は私の言葉に軽く頷《うなず》き、いくつか質問をしてきた。私はそれに答えながら、この人はカルテばかり見ていて目が合わないなと思った。

問診が終わると、体重を量るように言われた。人前で量るのは抵抗があったが、促されて仕方なく体重計に乗る。体重計から降りると、また椅子に座らされた。彼女は私と母の顔を見た。

「道木さんは摂食障害[1]です」

それから、これ以上体重が落ちれば命に関わる問題ですよ、とつけ足した。

そのとき、私の身体と心に名前がついた。

摂食障害という、病気の名前が。

1　摂食障害は様々な病型があるが、本書で扱うのは「拒食症」と「過食症」のみとする。

それまで、摂食障害という言葉を聞いたことがなかった。だから、なぜ医師が怖い顔をしているのか理解できなかった。背後に立っている母は、何も言わなかった。

私は摂食障害の中でも〈拒食症〉という、食事をするのを嫌がり痩せていく病気らしい。医師は他にも説明してくれたが、頭に残ったのはそのくらいのぼんやりとした内容だけだった。

診察料を支払い病院を出ると、辺りはもう暗くなっていた。私と母は無言で車に乗り込んだ。家へと向かう道すがら、母が聞き取れないくらい小さな声で呟《つぶや》いた。

「どうしてそんなに痩せちゃったの……」

私は「痩せてない」と言い返そうとしたけれど、面倒になってやめた。代わりに、すれ違う対向車のヘッドライトを目で追う作業に没頭した。時折瞼《まぶた》を閉じて、暗闇の中に強い光を放つ粗い粒子たちが瞬く様を見ていた。

家に着いたのは、ちょうど夕食どきだった。うちは、祖父母、両親、姉の六人家族だ。夕食は家族揃って一つの食卓を囲むのだが、姉は大学受験のため、塾に通っていて家にいないことが多く、この日も五人での夕食になった。

いただきますをすると、母が大皿から生姜焼《しょうがや》きを一枚取って、私の小皿に載せた。

「しっかり食べなさい」

皿の上に載った食べ物を見たとき、心の中に猛烈な怒りが生じた。

「どうしてお母さんに食べる物を決められなきゃいけないの⁉　そういうのやめてよ‼」

私は大声で叫んで、テーブルを拳で叩《たた》いた。近くに置いてあった箸がテーブルから落ちる。突然の怒りに、食卓は時が止まったように静まり返った。母が目を見開いて、私を見つめている。私は心に突如《とつじょ》現れた大きな波にまだ身体が揺さぶられていて、はあはあと荒い息を繰り返すことしかできない。

一瞬にして沸き上がった血液が熱い。そして収まらない。その感情は、目の前の食べ物と、それを食べさせようとする母に向けられていた。靄《もや》がかかったように曖昧だった感情が急に鮮明になり、痛いほどだった。

「……食べるならいいの」

しばらくの沈黙の後に母が呟き、止まっていた時間は動き出した。とてもぎこちなく。私は、俯《うつむ》いたまま波が収まるのを待った。

不意にむっとする匂いがして顔を上げると、目の前に母のよこした生姜焼きがあった。焼けた肉の表面に浮いた油のギラギラとした様、肉の筋の凹凸《おうとつ》が生々しく、ゾッとするほどおぞましい。

何これ、気持ち悪い。

口を押さえながら、ふと違和感を覚えた。食べ物を見ても、全くおいしそうに見えない。身体から湧き出る、この嫌悪感はなんだろう。

私は、普通だ。けれど――もしかしたら私の中で、何かが大きく変わってしまったのかもしれないと、うっすら感じた。

2 始まりの全て

ダイエットを始めたのは、中学三年生の夏頃だ。

きっかけは、夏休みに食べ過ぎたとかそんな些細《ささい》なことで、45キロから48キロくらいに太ったことだった。標準的な体重だったが、身長が同じくらいの姉が42キロしかなかったので、自分がとてつもなく太ったように感じた。

せめて前の体重に戻そうと、おやつをやめて、夕食を少し減らした。うちの食卓のおかずは大皿に盛ってあって、自分でほしいだけ小皿に取り分けて食べる形式だ。それに手をつけないくらいでは、家族にダイエットは気づかれなかった。始めた頃は夜中にお腹《なか》が鳴って辛《つら》かったが、やると決めたら努力は惜しまない性格だ。次第に空腹を我慢する感覚にも慣れ、何も感じなくなった。

自分の身体を管理するために、毎日体重を量った。体重計は脱衣所の棚の下に置いてあったので、お風呂から上がると裸のまま体重計に乗ることを習慣にしていた。体重が減っていると飛び上がるほど嬉《うれ》しいが、増えていると酷《ひど》く憂鬱になった。そういうときは、次の日はもうちょっと食事を減らせばいいと、自分を戒めて安心させた。

努力の甲斐《かい》あって、三週間ほどで思った以上に体重を減らすことができた。痩せるとたくさん良いことがあった。姉と共有していた服のウエストも気にしなくていいし、太い足を見られるのが嫌で着られなかったスカートも穿《は》ける。我慢するストレスよりも、体重が減っていく喜びの方が遙《はる》かに大きかった。

もっと痩せたかったけれど、高校受験で忙しくなったのでダイエットを一時中断した。高校に入学してから再開し、夕食を減らすのに加え、昼食をおむすびまたは菓子パン一個とサラダにするなど、中学生まで食べていた給食より量が少なくなるようにした。

43キロくらいになってから、体重が減らなくなった。時折昼食を抜いても効果がなかった。痩せるためには、もっと強力なダイエットが必要だ。図書館で食べ物関連の本を漁《あさ》ると、野菜や果物からハンバーガーなどの加工食品まで、様々な食べ物のカロリーが載っている本を見つけた。家庭科の授業でカロリーのことは習ったが、食べ物によってこれほどカロリーに差があるとは思わなかった。今まで、揚げ物を避けるくらいの曖昧な基準で減らす食べ物を選んでいたが、これからはもっと慎重に選ばなければいけないだろう。

それからは、出された料理ごとに大体のカロリーを計算し、カロリーが低い料理を選んで食べるようになった。基本的に油を使った料理はカロリーが高く、炭水化物は太りやすい。本で得た断片的な知識を繋《つな》ぎ合わせて、何を食べるかを判断した。揚げ物は元から特に好きではなかったし、肉も苦手だったので、食べなくても特に苦痛はなかった。パンや白米、麺類などの炭水化物や甘い物は好物なので、ご褒美としてたまに食べるだけにした。

しかし、夕食の白米は母が用意するため、自分で減らすことができなかった。しかも母は茶碗《ちゃわん》いっぱいに白米を盛る。もっと少なくしてくれと頼んでも、母の盛る量は多かった。私はいただきますをするとすぐに席を立ち、茶碗の中身を半分以上炊飯器に戻した。私の行動を見て、母は機嫌を悪くして小言を言ってきた。私は意地になって、絶対に量を増やさなかった。私と母の攻防はしばらく続いたが、そのうち母は諦めて何も言わなくなった。

白米の量を減らしても、代わりにおかずをつまんで食べている振りをすれば、家族に食事を減らしていることは気づかれなかった。そうやって、食事の種類や量を自分で調節した。そのうち、体重は42キロを簡単に下回った。

カロリーという目安の導入によって、より効率的に痩せるという目的を果たせるようになった。自分の身体をコントロールできるのは気持ちが良かった。摂取するカロリーが低ければ低いほど痩せられるというシンプルな構造は、私をとても安心させた。

最初の頃カロリーは、食事の中で太りやすい物を見分けるためにあった。しかし、日を追うごとに、食べ物のカロリーがわからないと落ち着かなくなった。

一品単位だった計算はだんだん細かくなり、料理の具材や調味料まで計算するようになった。より正確なカロリーを把握するため、カロリーが記載されている物ばかり選んだ。母の作る料理や友達の手作りのお菓子は、カロリーが曖昧になるのでなるべく避けた。

ご褒美と称して炭水化物や甘い物を食べることも、いつの間にかなくなった。飲み物も、お気に入りだった物は一切飲まなくなり、0キロカロリーのドリンクやお茶に変わった。

消費カロリーを増やすために、運動も始めた。あまり運動神経が良くないので体育の授業は好きではなかったが、ダイエットするようになってからは、身体の中のカロリーが減っていく感覚が楽しくて苦痛ではなくなった。

ダイエットを始めてから色々な物が食べられなくなったけれど、何の不満もなかった。体重が昨日より下がっていることが、何よりも嬉しかった。

そして、高校一年生の九月に35キロになった。〈拒食症〉と診断されて医師のところに週に一回通うことになったが、私はそれに納得できなかった。

35キロという体重を大人はとやかく言うけれど、今どきダイエットなんて、同級生も、テレビの芸能人も誰でもしていることだ。その人たちと何が違うのかわからない。私は皆と同じように食べる量を減らしただけだ。

実際、鏡で自分の身体を見ても、痩せているなんて一度も思ったことがない。前よりマシになったけれど、学校にはもっとスタイルの良い子がたくさんいて、そういう子はもっと足がすらっと細くて、二の腕も白くて綺麗《きれい》で、顔もスッキリしている。その子たちを見た後は、自分の身体が一層太く醜く見えた。

だから私は、もっと痩せるべきなのだ。

3 頭の中の『私』の声

医師は、二度目の診察で母に言った。

「一回の食事で、白米100グラム、卵のようなタンパク質が摂《と》れる食べ物、野菜、汁物を用意してください。最低限の栄養が摂れます。娘さんにできるだけ食べさせてください。とにかく、体重をこれ以上落とさないことが大切です」

簡単な目安しか示されないのは、私が一食分食べられないからだ。目の前の食事を、一口でも多く食べることが私に示された目標[2]だった。

家で食べる朝食と夕食は、この目安に従って用意された。昼食は自分でおむすび[3]を買って食べることになっていた。

その日の夕食は、白米とゆで卵、味噌汁《みそしる》、煮豆だった。他の家族が食べ始めた後も、料理を見つめたまま動かないでいると、家族がちらちらとこちらを窺《うかが》っているのを感じた。

〈摂食障害〉という名前がついてから、毎日の食事は〈治療〉に変わった。私が何を、どのくらい食べているのかは、家族が監視すべき対象になった。医師から、これ以上体重が減少すれば命が危ないと言われているのだ。家族はことの重大さに気がついたらしく、私の食べる量をなんとか増やそうと、色々と気にかけ始めた。

「早く食べないと冷めちゃうよ」

母が言う。私は味噌汁を手に取り、慎重に器に唇をつけた。傾けた器から、温かい汁が口に入ってくる。

『食べたら太っちゃうよ』

囁《ささや》くような小さな声がした。

私はその声を無視して味噌汁を飲み込んだ。次に煮豆を一粒箸で挟み、口に入れて時間をかけて噛《か》み潰す。母の作る煮豆は味つけが濃い。砂糖と醤油《しょうゆ》が豆から滲《にじ》み出るのを、ゆっくりと喉の奥に押し込み、箸を置いた。再び料理を見つめていると、先に食事を終えた父が言う。

2　厚生労働省によると、通学や体育など軽い運動を日々行う十六歳女性の場合、本来一日2300キロカロリーを、脂質や炭水化物等からバランス良く摂取する必要がある。

3　なるべくカロリーの低い梅干しのおむすび（170キロカロリー弱）を選ぶことが多かった。

「それだけしか食べなくて大丈夫なのか？　しっかり食べないと元気になれないぞ」

「美晴ちゃん、食べなきゃね」

今度は祖母だ。祖母の横に座っている祖父の声は続いてこない。祖父は自由な人なので、気にせず食事をしているのだろう。

私は食事のたびに、食べる努力義務と、食べてほしいという家族の期待を背負わなければならなかった。でもそれは、家族が私を心配しているからだ。彼らが私に望んでいるものは一つだ。わかってる、わかってるってば。

再び箸を持って、煮豆をもう一粒口に入れた。

『食べても大丈夫なの？』

また、声がした。ああ、ここは地獄だ。最近食べ物を口に入れると、頭の中で声がする。私と同じ声で、食べたら太るぞと囁き、食べた物のカロリーを勝手に問うてくる。その声がすると、恐ろしくて、身体が震えそうになる。心臓の辺りがずんと重くなって、不安の渦に叩き込まれる。この責め苦は食べ終わった後もしばらく続き、ご馳走に集《たか》る蠅《はえ》みたいにわんわんわんわん、とてもうるさい。

私はずっと、食べようと思えば何でも食べられると思っていた。ダイエットもカロリー制限も、自分で始めたことだ。好きなときにやめればいいと。しかし、どうやら私は食べられないらしかった。生姜焼きに感じた嫌悪は、今では明確に身体の中にあった。しかもそれは、自分自身には制御不可能なようだった。

ほんの数日前まで、痩せ続けることは私の正義で、誇りだった。35キロという値を見たときも、私の中には喜びしかなかった。だから、周りの反応は予想外だった。彼らはその値に普通じゃない、異常だという評価をつけた。私が今までやってきたことは、頭がおかしいことだったようだ。自分の全てが否定されたようで悲しかった。けれど、大人たちが言うのだから、きっとそれが正しいのだろう。口答えせずに、我慢して食べれば丸く収まる。

頭の中に響く声に惑わされないよう、自分に繰り返し大丈夫と言い聞かせた。私は大丈夫、大丈夫。食べても大丈夫だ。

意を決し、茶碗を手に持った。箸を白米に突き立て、掬《すく》った米粒を口に入れる。十粒に満たないこの白い物体でさえ、口に入れると身体が粟立《あわだ》った。

『……今の何カロリー？』

また、頭の中で声がした。

＊　＊　＊

通院はカウンセリングが中心だ。医師は、幼少期の思い出や家族関係について聞いてくるが、私が答えている間もカルテばかり見ている。診察のたびに、体重を量らなければならないことにも嫌気が差す。その値によって、医師や母の落胆が伝わってくるのも嫌だ。数十グラムでも体重を誤魔化《ごまか》したくて、ホッチキスやハサミ、ケータイなど、重い雑貨を制服の両ポケット中に詰め込んで体重計に乗った。

医師の勧めで、別の診療内科でロールシャッハ・テスト[4]やバウムテスト[5]などの心理テストを受けることもあった。カードに印刷されたシミが何に見えるかとか、何を思うかとか、色々なことを聞かれた。

ここでも、幼少期や家族の話ばかりさせられる。たくさんの知らない人が、私の身体の数値や心を見聞したがるのが、とても不快だ。彼らは私の何を見ようとしているのだろう。そこから作られたカルテには、数学の証明問題のように、私がおかしいという証明でもされているのだろうか。

高校に通いながら通院や検診をするため、学校を早退して授業を受けられなかったり、勉強時間を削られることが度々あった。私の高校は進学校で、同級生は皆頭が良い。私は校内順位もそれほど良くないので、さらに差が開くのではないかと酷く焦りを感じた。

勉強の遅れを取り戻すため、放課後や休日は図書館の自習室に籠《こ》もって勉強した。勉強に疲れると、図書館の料理の棚に行った。料理の本には、食べ物の写真がたくさん載っている。アイスクリーム、ケーキ、パン……大好きで、もう食べることのない物。図書館に行けないときは、家に投函されるチラシに載っている食べ物の写真を収集して、自分の部屋で隠れて見た。

色とりどりの、柔らかく、温かそうな食べ物を見ていると、不思議と幸せだ。何時間でも眺めていられる。しかし、実際に食べようとは思わない。遠い秘境の地の写真を眺めるように、手が届かない憧れだからこそ美しく思えた。

＊　＊　＊

十月上旬に、体重は34・6キロになった。私は０・４キロしか減っていないと思ったが、大人たちは違ったようだ。医師は、血液検査やＣＴ検査[6]などの健康診断を受けるように勧めてきた。

父や祖母は以前にも増して、「食べなさい」と言うようになった。母は「これもあるよ」「これもおいしいよ」と様々な言い方で食べるのを促そうとした。

4　カードに印刷されたシミがどう見えるかによって、無意識の考え方や性格の傾向などを探る検査。

5　紙に一本の果樹を書かせ、その大きさや形などから、無意識の心理状態などを探る検査。

6　Ｘ線を利用して身体の断面を撮影する検査。

私はその言葉を聞くと、脳みそから猛烈な怒りが溢《あふ》れ出るのを感じた。私を心配しているらしいその、軽率な行為が我慢ならない。これ以上食べることを自覚させるのかと、いっそ憎しみすら湧いてくる。私は言葉を発した人間を睨《にら》み、「食べてる！」と叫び、拳でテーブルを叩いた。まるで幼い子どもの癇癪《かんしゃく》みたいだった。

一度興奮してしまうと、頭がぼうっとして何も考えられなくなる。肺から食道の辺りが火傷《やけど》したみたいに焦げついて塞がってしまったように感じ、皿の上のおかずを一口二口つまんで、「もういらない」と言って席を立つことが増えた。

医師の示した基準値に満たなかった食事量が、さらに減った。

大人の言う通りに食事をしようとすればするほど、頭の中の『私』の声はだんだん大きくなり、無視できなくなった。最近は、食事以外の時間も不意に聞こえてくる。彼女の責め苦は執拗だ。食後は、スープの中の食材を、何を何個食べたかまでしつこく責められる。〈食べ終えた物〉の次は、〈これから食べる物〉になる。『私』は、『もしも夕食に揚げ物が出たら？』『友達からお菓子を勧められたら？』と、様々な〈もしも〉の話をする。その中でも、『誰かに無理矢理食べさせられたら？』という〈もしも〉が一番怖い。そんなことあり得ないのに、彼女が言うと本当になるような気がする。家族が、担任が、医師が、そして友達までもが、私に食べ物を食べさせようとつけ狙っている気がして、いつどこにいても安心できなかった。

『私』が静かになるのは、『私』の言いつけ通り、カロリーを減らす行動をしたときだけだ。何をしていても『太る』という恐怖を囁かれ、私は日に日に追い詰められていった。もうやめてほしい——だから私は、その声に従うことにした。

消費カロリーを増やすため、暇さえあれば動き続けた。苦手な体育を誰よりも熱心にやった。他にも運動できないかと考え、勉強や読書のときに立つようになった[7]。文字も書きにくいし参考書も読みにくいが、勉強している間もダイエットできると思うと得をした気分になる。

それを続けているうちに、椅子に座っているだけで、動かなくてはという思いが絶えず浮かんでくるようになった。いてもたってもいられず、自分の部屋ですら座ることができない。摂取するカロリーが1キロカロリーでもある限り、減らす努力をしないのはとても罪深いことに思えた。『休むな』という声に従って行動すれば、その罪悪感から少し解放された気がする。毎日何時間も座ることの許されない足は、浮腫《むく》んでぱんぱんに膨らみいつも痛かった。

自分の行動を締めつけるほど、些細なことが許せなくなった。〈油＝カロリー〉という式が

7　過活動という症状の一つ。酷く痩せている状態でも、筋トレや立ったままの読書など、常に動き回ってしまうこと。

頭にこびりつき、油を使った炒め物などは、キッチンペーパーで一つ一つ油を拭き取らないと気が済まない。食べるときも、皿の上の食べ物を箸で細かく切り刻み、一欠片《ひとかけら》ずつ口に入れた。

極度に体重の落ちた身体には、様々な異変が起きていた。いつも疲れていて、身体が重くて、教室移動で二階から三階まで階段を上がるのにも息が切れる。段差を跨《また》ごうとしても、足が重くて十分に上げられず、つま先が段差の側面に当たって何度も転びそうになる。

走ったりすると、違和感がある。ダイエットを始めた頃は、身体が軽くジャンプしやすくなって、少しの踏み込みでより進むような感じがしていた。しかし最近は、前に出した足を地面につけるとき、身体全体に衝撃がくる。ガツッガツッと、棒を地面に突き刺しているみたいで、まるで竹馬に乗って走っているようだった。

おかしいな、前より痩せたはずなのに、どうしてこんなに身体が重いんだろう。上手く動かないんだろう。

些細な疑問は、浮かんでもすぐに消えてしまう。

私にはそれが痩せ過ぎたことが原因だと気づかなかった。むしろ、太っているから、こんなに身体が動かせないのだと思い込んでいた。

高校を卒業して何年かしてから、高校の友達に当時の私の姿について聞いたことがある。その頃の私は、ギョッとするほど痩せこけていたらしい。頬は削げ、手足も小枝のように折れそうだったと言う。しかし、当時の私がそれに気づくことはなかった。

＊　＊　＊

十一月になっても、体重は34キロ代のままだった。学校は、体重を増やすのに専念させるため、37キロになるまで部活動と体育の授業の禁止を言い渡した。私は突然の決定に驚き、やめてほしいと母に抗議した。

「今は病気なんだよ。普通じゃないの。元気になったらまたやればいいじゃない」

母は優しくそう言って、私の願いを聞き入れなかった。

私が所属しているメディア系文化部は、全国大会にも出場したことがある強豪だ。高校見学でこの部活を知り、憧れて入部したのだった。部活動は厳しくて、ついていくのに必死だったけれど、同級生と試行錯誤してやっと面白くなってきたところだった。

体育は好きじゃないけれど、食事が管理される中、運動が逃げ道の一つになっていた。

母や学校は、何にもわかっていない。ダイエット、運動、部活動——大人が取り上げたものは、どれも私にとってはとても大切なものだ。私のやってきたことは、他人から見れば変なのかもしれないし、優れた成績を残していたわけではない。私は特別な人間じゃない。けれど、頑張ることぐらいは残してほしかった。どうして皆、私の邪魔をするの。頑張っていなければ、私じゃない。私は生きる意味がないの。

私は、唯一残された勉強に縋《すが》るようになった。休まず登校し、全ての授業を受けた。通院の道中や待合室でも参考書を手放さず、家でも睡眠時間を削って勉強した。

周りの人間は、私の体型や体重の数値を見て、同じような助言をした。「勉強をしている場合じゃない、学校を休んで安静にした方がいい」と言った。私はそれでも勉強するのをやめなかった。勉強しているときだけ、食事とカロリーのことを忘れて、努力をする自分でいられた。

彼らを納得させるため、元気な振りをした。友達にも弱音を吐かず、「平気だ」と言い張った。

もはや私には、公式や英単語がどんな意味かなんて関係なかった。食事ができず空っぽになっていく身体に、文字をありったけ詰め込んで自分の中身を満たしたつもりになった。

しかし、満ちる錯覚の向こうで欠けていく感覚もした。どれだけ入れてもぼろぼろと零《こぼ》れ落ち、少しずつ皆の歩く速度に追いつけなくなって、友達との歯車がずれていく。それは取り返しのつかないことのような気がした。

他の友達は、勉強に部活に友達関係に、悩みながらも順調に進んでいくのに、私は泥沼のようにもがく分だけ沈んでいくだけだ。

＊　＊　＊

部活や体育が禁止されてから、家の食卓の空気は最悪になった。

もう誰も私に「食べろ」とは言わなくなった。というより、言えなくさせていた。私は食事の時間になると途端にイライラし始め、大きな声をあげたり、テーブルや皿を叩いたりして怒り出した。

次第に、食べている姿を見られるだけでも反応するようになった。隣で食べていた母が私の方を見ただけで、「見ないで!」「何も言わないで!」と怒鳴った。家族はこんな私をどう扱ったらいいかわからず、無言で引き下がるしかなかった。


この時期に、よく叫んでいた言葉がある。

「これ以上私を刺激しないで!」

頭の中では、いつも無数の声がした。囁きなんてものじゃない。複数人に分裂した『私』が一気に話しているような感じだ。何か食べようものなら、カロリーのカウントが始まって、口に入れる物全てが数字に見える。身体の中に数字が入って、積み重なっていく。10キロカロリー、１００キロカロリー……どんどんどんどん増えていって、体重も比例していく。ああ、頭の中で声がする。『太る！　太るぞ！』

食事以外の時間も、声はやまない。『痩せろ』『痩せろ』と責められて、カロリーを消費する行動がやめられず、休むのも眠るのも最低限しかできない。頭の中が四六時中声に満たされ、破裂しそうだ。

家族が心配していることも、医師が身体のために食べるべきだと言うのも、わかっている。それは、私への心配だったり、愛だったり、同情だったりしたのかもしれないが、私にとってはノイズの一つにすぎなかった。痩せたいとか、そういう理由はすでに私の中から消えていた。ただ、誰の声も聞こえないところへ行きたい、それだけだった。

癇癪を起こすと、食事を中断して自分の部屋に籠もった。膝を抱えて、頭の中の声が収まるのを待ちながら、家族が私を追いかけて部屋を訪れる場面を想像した。自分が拒絶したのに、それさえ超えて、うずくまる私に寄り添い、なぜこんなに苦しんでいるのか聞いてくれる誰かをじっと待っていた。

しかし、部屋の扉は一度も開かなかった。私の感情の意味は必要ないのだ。私が食べさえすれば、「よかったよかった」の一言でこの話は終わる。

そうして眠った後は、食べ物の夢を見た。中学生の頃に友達とよく食べた、アイスクリームをお腹一杯食べる夢だ。夢の中の私は、山のように積まれた色とりどりのアイスクリームを何個も何個も食べていく。そのときの私は胸の辺りが温かくなって、笑顔なのだ。夢に見るだけで十分に満たされたから、現実の食べ物なんていらなかった。

ある日の診察で、医師は私に睡眠導入剤を渡した。そして、「これを服《の》んでなるべく勉強せずに寝てほしい」と言った。おそらく、精神的なケアよりも体力を温存させることを優先したのだろう。その薬を受け取ったが、使わなかった。

私にはしなければならないことがたくさんあるのだ。それを捨てておいて、眠るなんて恐ろしくてできない。この恐怖の前では、何者も私を止められない。

心も身体も、崩れてしまいそうになればなるほど、様々な規則で自らを縛った。胴体を手を足を、頑丈な紐《ひも》で繋いでおかないと、真っ直ぐに立てないような気がした。その紐は、私が人並みに存在するために必要だった。

痩せ続けること、座らず立っていること、家族の気持ちに応え食事をすること、食事をさせる他人を信じること、学校へ行くこと、勉強をして同級生についていくこと、友達に心配されないように平気な振りをすること、人前で体重を量ること、何を言われても「はい」と明るく答えること、病院に行ってたくさんの人に詮索されても嫌な顔をしないこと、医師や周りの人の助言を聞くこと――。自らに課した思い、誰かが私にかける思いが、痛い。しかしどれも捨てられない。

身体に絡む思いが多過ぎて、もう紐をかけるところが、首しかない。

それから数日後、医師から電話がかかってきた。

「以前担当していた患者が、同じ体重のときに倒れたことがあります。もうここでは面倒をみられません。摂食障害の治療ができる精神科病院を紹介しますので、そこに入院してください」

私は、家族にも、医師にも、手に負えない人間になっていた。その話を母から聞かされたとき、私は驚かなかった。やっぱりなと思った。彼女は私の名前を呼ぶとき、いつもカルテの文字を読んでいた。信用できないと思ったのだ、この人は。

「入院する？」母に尋ねられ、私は頷いた。母がそれを望んでいると思ったから。

入院すれば、学校に行けなくなる。授業は当然受けられないから、勉強はさらに遅れていくだろう。病院に入ったら無理矢理食べさせられるかもしれないし、病室から出ることはできないだろうから、きっと運動もできなくなる。

必死に守ってきたものは、もう崩れてしまった。全て終わったのだ。

勉強も、誰かの期待に応えるのも、生きるのも、もう、どうでもいいよ……。

その日を境に、全てのやる気を失った。

4
死に一番近いところ

医師に紹介してもらった精神科病院の空きができるまで、一週間ほど自宅待機になった。学校に行くことは許されず、一日中自分の部屋で過ごした。

入院が決まってから、さらに食事ができなくなった。唯一自発的に口にできたのは、カロリーのない水だけだ。しかし、自分の体重が1グラムでも増えるのが恐ろしくて、水すら最低限しか飲めない。

おそらく私は、このとき人生の中で死に一番近いところにいた。

あまり記憶がない。時間軸がおかしく、ぶつ切りにしか場面を思い出せない。記憶の中の私は、いつもストーブの前に座っている。膝を抱えて、ぼうっと自分の足の指を見ていると、いつの間にか朝から夜になった。私の頭の中では、一時間が一秒になったり、一分が一日に

8　摂食障害の治療は主に、心療内科や精神科、内科が担当する。子どもの場合は小児科や児童精神科が行う場合もある。しかし、摂食障害は心身両方へのアプローチが求められるため、これらの科の中でもきちんと対応できるところを調べる必要がある。

なったりした。

極度に痩せて体力の落ちた身体は、何も感じない。心を動かす力もないのだ。お腹も空かないし、暑いも寒いもわからない。楽しいも悲しいも、寂しいも。

色さえなくなった灰色の部屋で、かろうじて息をしていた。


しかし、ただ一つ感情が動くことがあった。食べ物に関することだ。毎日、朝になると母が部屋に来て、私の顔を真っ直ぐに見て言う。

――お願いだから、これだけでいいから食べて。

そう言って、カロリーバーをテーブルの上に一本置き、仕事に行く。

私は虚《うつ》ろに机上のそれを見た。そうすると、今まであれほど冷えていた心が、一気に熱くなった。食べ物が憎い。私を太らせようとしている、危険な物だ。悪だ。見ているだけで、気持ちが悪い。ああ今すぐに、投げて、壊して、めちゃくちゃにして、もう二度と私の目に入らないようにしてしまいたい！

衝動のままそれを摑《つか》もうとすると、母の声が蘇《よみがえ》ってきた。朝、それを渡したときの母の顔は、深い闇のように真っ暗だ。けれど、その声の響きに懇願があった。私に何か求めている。そして、悲しみの揺らぎがあったような気がする。その意味は感じられない、感じることができないけれど、私の心はそれを捨てておけなかった。

空虚――、

また時間がトリップして、冷えた目でそれを見た。手に取り、袋のままぐちゃぐちゃに握り潰す。何度も何度も繰り返すと、それは跡形もない物体になった。

もう、食べ物じゃない。

袋を開けて、少しずつ指でつまんで口に含んだ。その途端、食べてしまったという後悔が心を満たす。怖い、身体が震える。太るかもしれない、気持ち悪い、逃げ出したい、頭の中で無数の声が反響した。それでも、少しずつ口に運ぶことを繰り返した。

自然と涙がつたった。それはきっと、食べる恐怖と、母の強い思いへの罪悪感のためだ。そして、理性のない野生の動物のように食べ物を漁る自分の姿が、人から外れてしまったように思えて、ただ悲しかったのだろう。

9　一本120～150キロカロリー。

5 白い箱の住人

入院が決まったのは、十一月下旬だった。自宅待機の期間、食事をしなくなった私を見て、本当に死んでしまうかもしれないと両親は思ったらしい。二回ほど点滴を打ったようなのだが、よく覚えていない。

「病院に行くよ」

部屋で膝を抱えていると、母が呼びに来た。玄関を出ると、庭に父のステップワゴンが止まっていた。母がスライドドアを開け、私に後部座席に乗るように言った。私は車のステップ部分に左足を乗せ、力を入れて乗り込もうとしたが、上手く身体を持ち上げられない。今度は、車内の入り口付近にあるアシストグリップを握って、身体を支えながらどうにか車に乗り込んだ。その勢いのまま後部座席に、どさっと腰を下ろす。

背もたれに身体を預けて、少し上がった息を整えていると、母が後部座席の左側の空きスペースに大きなスポーツバッグを乗せた。その中には、入院のための衣服や必需品が入っている。父が運転席、母が助手席に乗り込み、車は発進した。

母は後部座席を振り返り、私に声をかけた。大丈夫?、うん、車に酔ってない?、うん、ちょっと水飲む?、いらない……。

会話の間、私は車の天井についているエアコンの風向ルーバーの動きを見つめていた。時折左右に動いて、顔に温かい風を当ててくる。私が上の空なのに気づいたのか、母はそのうち会話をやめた。

入院する病院は、家から車で一時間半かかる。窓の外に目を向けると、高速で後ろに流れていく防音壁の隙間に海が見えた。スモークガラス越しの水面は、灰色の膜がかかって薄暗く、まるで生物が蠢《うごめ》いているようだ。

それを目で追っていると、座っているところを支点にして、身体が背もたれの上を徐々に左側にずれていった。そのうち背もたれにくっついていられなくなって、黒いスポーツバッグの上に頭が着地した。顔の半分だけ、中身の衣服とタオルの柔らかい感触に包まれる。身体中が、重りをつけられたようにだるい。重力に従って目を閉じると、次第に周りの世界は消えた。

母の声に目を開けると、車はもう動いていなかった。病院に着いたようだ。のろのろと身体を起こし、車から降りた。駐車場から見上げた病院の建物は真っ白で、通院していた医師の病院よりもずっと大きかった。正面玄関から病院内に入ると、エントランスには大勢の人がいた。私は、誰とも目を合わせないように視線を落として、両親の後ろをついていった。

診察の前に健康診断をすることになり、体重測定やレントゲンなど様々な検査を受けた。

採血で、ちょっとした騒ぎが起きた。血管から血液が採《と》れなかったのだ。待機期間中、食べ物はおろか水も最低限しか飲んでいなかったために、血管が細くなったことが原因らしい。看護師が「酷い状態だ」と、両親に声を荒らげた。私はパイプ椅子に浅く腰かけながら、看護師の甲高い声が病院の天井で反響する音を聴いていた。

診察室の正面にある長椅子に座り、順番を待った。両親と私は一言も話さなかった。私は、長椅子の背もたれに身体を預け、診察室の扉の縁の上の方を見ていた。時間が経《た》つにつれ、まるでぬるま湯に浸かっているように、自分の身体と空気の境目が溶解していくように感じる。このまま目を閉じてしまえば、全て溶けて何もなくなってしまうのかもしれない。

「道木さん」

看護師の呼び声に、意識を引き戻された。逃げ出したい気持ちが一瞬よぎったが、すぐに消えた。逃げる気力などなかった。診察室の白い扉を開けると、白い部屋があって、四十代後半くらいの男性が座っていた。看護師に連れられ、安っぽい椅子に座った。

「美晴さんの担当医になる、黒田《くろだ》と言います」

その男性は四角い眼鏡をかけていた。レンズの奥の瞳が、私を映したまま動かない。彼は少し微笑んで、「よろしく」と手を差し出した。

その瞬間、私は〈運命〉を感じた。生きられるかもしれない、と思った。

赤い糸で結ばれたなんてちゃちなものじゃなく、もっと肉体的な、まるで身体の中に透明な血脈が通ったかのように身体の奥底から湧いてきて、一瞬で指先まで満ちていった。

ここ数か月、食事を頑《かたく》なに拒否しながら、心のどこかで身体がもう保《も》たないと自覚していた。それでも、走って走って、どれだけ足から血が流れようとも止まれない。どうしたらいいのかわからなくて、死ぬことでしか止められないと思っていた。

しかし、彼と出会ったことで確かに何かが動いた。摂食障害という名前がついてから初めて、自分が生きている未来を思い描くことができた。これが幻でもいい、すぐ消えてしまってもいい、生きられる道があるなら――生きたい。


「美晴さん」

黒田先生が呼ぶ。私は嬉しかった。

やっと終わった。この人が私に、もう走らなくていいと赦《ゆる》しを与えたのだ。

私は何も言わず、彼の手を握り返した。


黒田先生の診察室を出ると、案内役の看護師と共に入院病棟へ向かった。しばらく進むと、看護師は立ち止まって進行方向を指さした。

「この連絡通路は、外来用の診察棟と、入院病棟の建物を繋いでいます。ここから先、外来患者は立ち入り禁止です」

連絡通路は、二十メートルほどの長さで一直線にのびていた。通路の黄土色の床の一部分が、差し込んだ日光によって白く射抜かれている。通路の左壁に設置されたガラス扉が開いていて、そこから自然光が入り込んでいるようだ。

私は、通路を通りながらガラス扉の外を見て、そのまま動けなくなった。そこには、地平線に届くかと思うくらい長い一本道が続いていた。レンガ調の石畳の周りは、自然に溢れていた。ツツジの垣根の外側には背の高い木々が植えられ、緑の合間に赤や黄色に色づいた紅葉が混じっている。広がる空は青く曇りのない快晴で、日光に照らされた木々の葉の輪郭が淡く金色に輝いているように見えた。

足を止めた私に気がついた看護師が、側に来て言った。

「うちの病院の庭は綺麗だよ。元気になったら、散歩してみるといいよ」

いつかそんな日が来るだろうか。来たらいいなと思った。


「入院病棟は北棟と南棟の二つがあって、患者さんの年齢や症状の段階によって、それぞれ三つずつに分けられています。中学生までは児童病棟ですが、道木さんは高校生なので、大人の患者さんと一緒の北病棟の三階になります」

エレベーターで三階まで上がり、広い廊下を進むと、途中で白い壁に阻まれた。それは、よく見ると壁ではなく、中央に二枚扉がついていた。とても大きな扉で、両扉を開くと大人五人くらい横並びで歩けそうな大きさがある。

「ここからは、入院患者様と医療スタッフしか入れません。ご家族とは、ここでお別れしてください」

両親の顔を見上げると、二人共黙ったまま私を見返した。きっと、自ら少しずつ死にゆく娘に、何と言葉をかければいいのかわからないのだ。

正直なところ、今は少しの希望を得て落ち着いているが、いつまた絶望の淵《ふち》に立たされてしまうかわからない。ここ数か月、いかに自分がままならない存在か嫌というほど実感した。未来はわからない。だからこそ誓いは、自分から立てなければ。

「私、ここで出た食事、ちゃんと食べるから。……頑張るから」

これは鎖だ。他人ではなく、自分自身で課した私の指針。「食べる」と口にすることは震えるほど怖いけれど、今私にできる自分を生かすための最善の方法だった。母が私の手を握り、父は肩に軽く触れた。

「待ってるから、元気になって帰っておいで」

触れる二つの手は、ただ温かかった。

両親と別れた後、看護師は父から預かったバッグを肩にかけ、扉の片方を開け私を中に促した。私は、扉を潜《くぐ》りながらこの壁の意味を察した。

これは門なのだ。患者を中に閉じ込めるための。

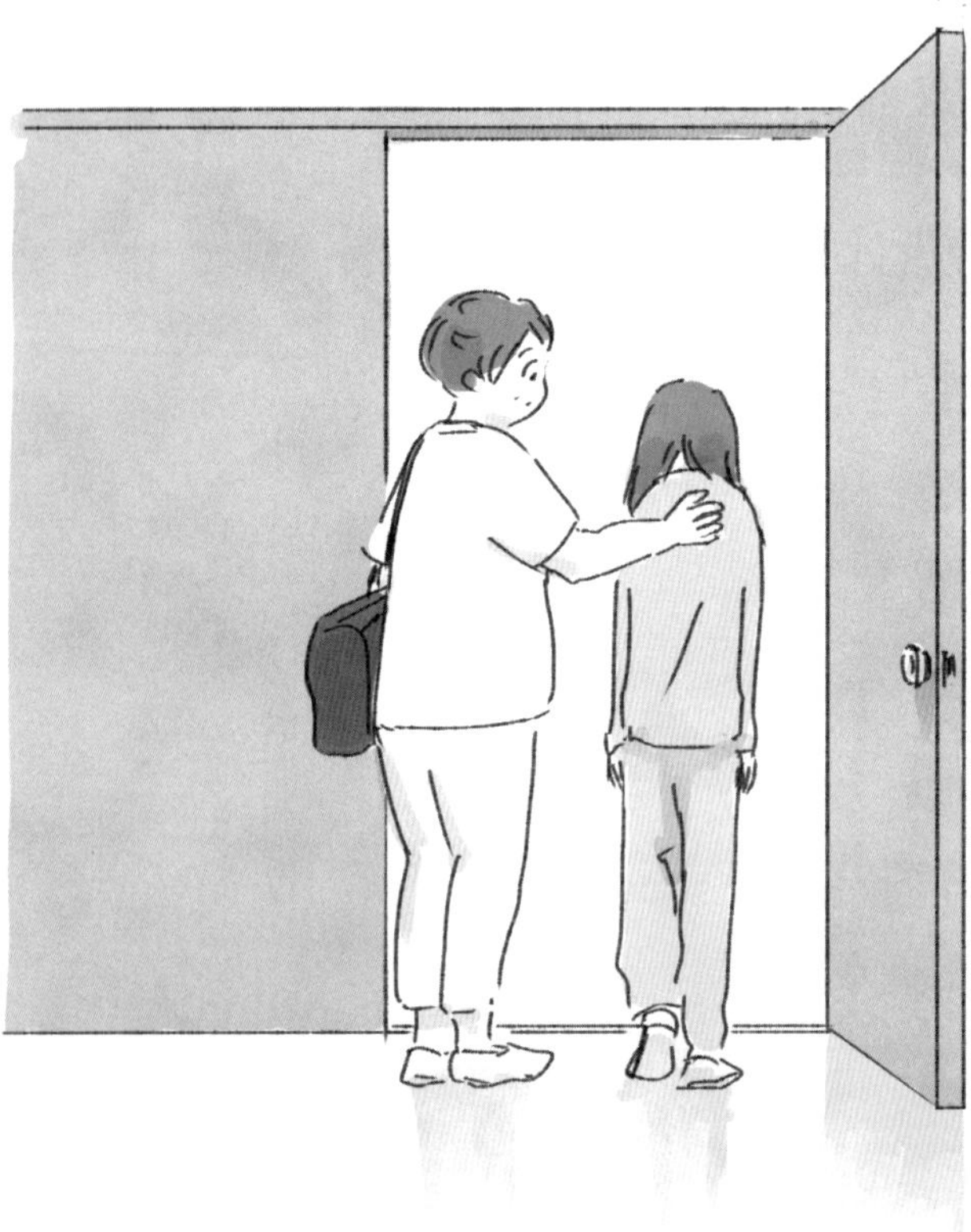

＊　＊　＊

玄関で外履きからスリッパに履き替えて、病棟内に入った。玄関の正面にはフローリングの廊下が長くのびており、その両側には複数の扉が見えた。おそらく病室だろう。一番近くにある扉には〈看護室〉という札が貼ってあった。

「看護室には、二十四時間看護師がいるから、何かあったらいつでも声かけてね」

案内役の看護師はそう言ってから、洗面所や浴場、患者が集まって食事をする食堂など、病棟内を案内してくれた。勝手な先入観で、精神科病院とは閉鎖された白く無機質な場所だと思い込んでいたが、室内は窓の外光で明るく、木製の家具が置かれていて、生活感があった。中学生の頃に林間学校で行った合宿所に似ていた。

私の病室は看護室の正面だった。病室の角には四つベッドが置かれていて、右側の手前のベッドだけが四方をカーテンに覆われ、残りは剝《む》き出しのままだ。私は左側の手前を当てがわれた。各ベッドには、サイドテーブルと、壁側に三段の簞笥《たんす》がついている。

私の骨と皮のような身体は、普通のマットレスだと鬱血《うっけつ》する可能性があるらしく、私のマットレスは特別製だ。表面が正方形の小さなブロックに分けられ、重さがかかったブロックだけ沈むような構造になっている。家の敷布団とは比べ物にならないくらい寝やすそうだ。

荷物整理をしていると、突然向かいのベッドのカーテンが開き、七十歳くらいの白髪のおばあさんが出てきた。

「あら、新しい人？」

おばあさんの名前は紅野《こうの》さんと言うらしい。私が「よろしくお願いします」とお辞儀をすると、紅野さんは笑顔で「よろしくね」と答えた。優しげな目元が、祖母と重なった。

支度が終わると、看護師はベッドの周りのカーテンを閉めて看護室に戻った。時刻は、夕食の時間に差しかかろうとしていた。

看護師に連れられて食堂に行くと、すでに十人くらいの患者が集まっていた。食堂には木製のテーブルが五つ置いてあり、患者は自由に席を選べるらしい。看護師が私の背中を軽く抱いて、患者たちの前で名前を紹介した。多くの人の目が集まる感覚がする。「よろしくお願いします」と小さな声で言いながら、背後が気になって仕方がなかった。

私の背後には温冷配膳車が置いてあった。中には患者の夕食が入っている。食事から逃げ出したい気持ちと、知らない人の前で取り乱したくない気持ちがせめぎ合って、その場から一歩も動けなくなった。目の前で、患者たちが次々と配膳車からトレーを取り出していく。もし家のように取り乱してしまえば、食事をしたがらないおかしい奴だと思われてしまう。

私は嫌がる足を無理矢理動かして配膳車まで歩き、自分の名札のついたトレーを取り出した。目に飛び込んできた食べ物に不安が込み上げ、そのまま目が離せなくなる。そのとき、看護師が私に近づき囁いた。

「他の人と一緒に食べるのが辛いなら、自分のベッドで食べればいいよ。そういう患者さんもたくさんいるからね。食べるのに時間がかかっても大丈夫だし、食べられそうな料理から、少しずつチャレンジすればいいよ」

私はトレーを持って、食堂を振り返らないようにしてベッドに向かった。カーテンの中に入り、サイドテーブルにトレーを置く。食事を見ないように壁の方を向いて、上がった心拍数をなだめる。落ち着け、落ち着け……。

息を整えてから、テーブルに向き直った。トレーの上の料理は整然とそこにあり、どんな食べ物があるのか、ちゃんと認識することができた。とても驚いた。食べることに対する嫌悪や不安が消えたわけではないが、あの嵐のような衝動が薄れている。

今考えると、家で食べ物を前にしたときは、感情が目の前に覆い被《かぶ》さるようにあって、ほとんど目を使えていなかったのかもしれない。常に葛藤の中にいて、食べ物は恐怖そのもののように感じた。感情の波が大き過ぎて、実際目の前にどんな食べ物があったのか、よく覚えていなかった。

10 病院や社会福祉施設などで用いられる、食事を適温に保ったまま運ぶ装置。

トレーの上には、器の半分以下の白米と味噌汁、白い丸皿の上に炒め物が一握りくらい載っている。箸で数粒の白米を掬い上げ、観察した。白くて、表面は反射して光っていて、ラグビーボールみたいな形をしている。全くおいしそうに見えないが、そこにあるのはわかる。口に含む。『私』の声と恐怖が身体を走る。私は両手をぎゅっと握って身体を硬くし、やり過ごす。大丈夫、心は震えたままだが、我を見失うほどじゃない。

頑張れ、頑張れ、一粒でも多く、一口でも多く、未来を変えるために、家族との約束を守るために。黒田先生のことや、両親の言葉がまだ色濃く残っていて、箸を置いてしまいそうな自分を支えてくれた。

その夜、簞笥の一番下の引き出しから、一冊のノートと鉛筆を取り出した。ノートの厚紙をめくり、一ページ目の一行目に、今日の日付を書いた。

〈今日から日記を書きます。……〉

ここで私は、食べるために生きるのだ。

コラム
拒食症について

「はじめに」で「摂食障害は食行動に問題が出る病気」と書きましたが、拒食や過食などの行動は表面的な症状で、摂食障害は心の病です。

対人関係療法の第一人者である水島広子《みずしまひろこ》さんは、著書『拒食症・過食症を対人関係療法で治す』で、「痩せることは良くない」と患者を説得しても摂食障害は解決しないと述べています。着目すべきは、「なぜ日常生活や自分の身体を犠牲にしてまで痩せることに執着するのか」であると語ります。

私も水島さんと同じ意見です。なぜなら、私が摂食障害を克服できた理由は、「痩せたい」という気持ちと関係がないからです。

これから五つの章末コラムで、摂食障害の患者の身体に何が起こり、彼らが何を考えているのか、参考文献と私の体験を照らし合わせながら考えていこうと思います。

まず第1章では、拒食症の症状や、精神面における低栄養・低体重の影響をみていきます。

拒食症の患者を拒食行動に駆り立てるのは、「痩せて美しくなりたい」という美醜に関わる願望ではなく、「太るのが怖い」という強烈な不安です。

抑うつ的になり、気分のアップダウンも激しくなります。ダイエットを始めた頃にあった達成感や喜びは消え、太ることへの不安や恐怖が心を埋め尽くしてしまいます。

〈自分の体重が1グラムでも増えるのが恐ろしくて、水すら最低限しか飲めない。〉
（1章・4）

摂食障害の患者の回復施設「なのはなファミリー」を設立した小野瀬《おのせ》健人《たけひと》さんは、著書『「食べない心」と「親の心」』の中で、次のように述べています。

〈摂食障害の症状が進んでくると、精神科の領域と思われる訴えが多くなります。
被害感情が極めて強くなり、ほかの人に対して攻撃的になります。〉
（小野瀬　2014、P.133）

これは私の拒食症時の体験にも通じるものがあります。

〈（周りの人が）私に食べ物を食べさせようとつけ狙っている気がして、いつどこにいても安心できなかった。〉（1章・3）

追い詰められると、本書の『私』の声のように幻聴を聞く患者も多いそうです。

低栄養・低体重の影響（精神面）

クリストファーG・フェアバーンさんは、著書『過食は治る　過食症の成り立ちの理解と克服プログラム』で、低体重の状態が続くと脳が萎縮し、認知や感情に影響を及ぼすと述べています。一つの考えに執着しやすいため、切り替えて別のことを考えたり、物事の決断が難しくなるそうです。患者は常に食べ物のことを気にしているため、それ以外のことに集中することができず、趣味に関心が持てなくなることもあると言います。

同書では、強迫性が高まることにより、生活の決まりごとに固執するなど、行動面での変化も指摘されています。

特に食べ物に関しての強迫性が増してしまい、一口ごとに何回噛《か》むかを数えながら食べたり、特定の料理から手をつけたりするなど、儀式的な方法で食べる人もいるそうです。

私の場合、カロリーへの執着が強く見られ、低体重が慢性化してからは食べ方も変化しました。

〈油を使った炒《いた》め物などは、キッチンペーパーで一つ一つ油を拭き取らないと気が済まない。食べるときも、皿の上の食べ物を箸で細かく切り刻み、一欠片《ひとかけら》ずつ口に入れた。〉（1章・3）

水島さんは、拒食症には恐怖症的側面があると言います。最初に恐怖を感じたときの原因がなくなっても条件反射的に恐怖を感じてしまう状態のことで、他人からの説得を受け入れることができません。

臨床心理士として長年治療に携わる稲沼《いなぬま》邦夫《くにお》さんの著書『こどもの摂食障害　エビデンスにもとづくアプローチ』でも、拒食症患者の痩せようとする行動は「反射的にやってしまう」と指摘されています。

私の場合も、ダイエットをやめたいと思っているのに、食べ物を口に運ぼうとすると手が震えてしまい、スプーンすら持てなかったことがあります。

ここで取り上げた拒食症の症状は一部分ですが、いかに患者が精神的に追い詰められているかご理解いただけると思います。

患者は好き嫌いで食べないのではありません。「食べる」という選択肢を奪われて、それが許されないのです。

参考文献

・『拒食症・過食症を対人関係療法で治す』水島広子著

・『「食べない心」と「親の心」』小野瀬健人著

・『過食は治る　過食症の成り立ちの理解と克服プログラム』クリストファーG・フェアバーン著
永田《ながた》利彦《としひこ》監訳　藤本《ふじもと》麻起子《まきこ》、江城《えしろ》望《のぞみ》訳

・『こどもの摂食障害　エビデンスにもとづくアプローチ』稲沼邦夫著

＊

第2章

＊

入院期前半

＊

32.2kg〜

＊

1

入院生活の始まり

私が入院した精神科病院は、統合失調症・うつ病・パニック障害・摂食障害など様々な精神障害の患者が入院している。入院病棟は北棟と南棟に分かれているが、一階部分は繋《つな》がっており、患者も利用できる売店や理髪店、喫茶店などが入っている。

病院の敷地内には、広い庭園がある。患者たちは、入り口が解錠されている時間に病棟の外に出て、庭園内を散歩することもできる。庭園には植物がたくさん植えられ、四季折々の美しい花々が咲く。庭園内には運動場があり、そこで運動することも可能だ。それ以外にも、デイケア用の園芸場や陶芸場、温室などの施設も設置されている。

私の病室は北棟の三階にあり、通称〈北三病棟〉と呼ばれている。北三病棟は閉鎖病棟[1]と開放病棟の中間のような場所だ。北三病棟の入り口——私が〈患者を閉じ込めるための門〉と称した二枚扉——は午前六時から午後七時の間解錠され、医療スタッフと北三病棟の患者だけは、自由に出入りすることができる。

北三病棟には四十ほど病室があり、そのうち四人部屋は六室、残りは個室だ。四人部屋に入院している十数人は、日中病室の外で過ごしていることが多い。個室の患者は症状が重く病室から出られないため、北三病棟全体でどのくらいの患者がいるのか定かではない。

病室の他にも、食堂や浴場、洗濯室、洗面所、テレビのあるデイルームなど、いくつかの共同スペースがある。中でも食堂は、食事の時間以外に談話室として使用され、患者たちの憩いの場になっている。

北三病棟の患者には、担当の医師と看護師が一名ずつつき、患者の状態に合わせてカウンセリングや体調管理や投薬を行う。私の担当の医師は黒田《くろだ》先生で、担当の看護師は柏木《かしわぎ》さんという四十歳くらいの女性だ。

また、入院患者は体調管理のため毎日検温と血圧測定をする決まりになっている。朝食後の八時半頃になると、看護師が器具を持って談話室を訪れ、一斉に測定を行う。北三病棟で使用しているのは、腋《わき》に挟んで測るタイプの体温計なのだが、私だけ特別に耳式体温計を用意してもらっている。それは、私が腋で体温を測ることができないからだ。

事の発端は、入院最初の体温測定で起きた。体温計を腋に挟んで測ろうとすると、何度やってもいつの間にかずり落ちてしまって、エラーになってしまう。不思議に思って腋の下を指で触ろうとすると、以前記憶していた場所に肉がない。さらに指をのばすとやっと腋の肉

1　病棟の出入り口が常時施錠されている病棟のこと。解錠には医療スタッフの許可が必要で、患者や面会者は自由に出入りできない。治療から逃げ出してしまう人や、開放病棟では治療の難しい人などが入院する。

に辿《たど》り着いた。私の腕の肉はえぐれていて、ほとんど骨にくっついているような状態だった。そのとき初めて、自分の身体に体温計を挟む肉がないと気づいた。これ以降、耳式体温計を使うようになった。

＊　＊　＊

入院二日目、私は朝から血液検査やＣＴ検査など様々な身体検査を行った。検査が一段落し、検査室の隣の部屋で休んでいると、黒田先生がやってきた。

「君の身体と、これからの食事の話をしよう」

黒田先生によると、現在の体重は32・2キロらしい。一般的に、ＢＭＩが18・5以下は〈低体重〉という痩せ過ぎの値になるのだが、私のBMIは13・8しかないと言われた。

「人間には基礎代謝といって、一日中横になっているだけでも消費するカロリーがあるんだ。美晴《みはる》さんの年齢だと、基礎代謝だけで大体１３００キロカロリーくらいかな。基礎代謝に運動や成長に必要なカロリーが追加されて、その合計が身体で一日に消費されるカロリーになるんだ。君はここ数か月、基礎代謝分のカロリーすら摂取してこなかった。低カロリーの状態でも生きるために、君の身体は様々なものを犠牲にしているんだ。筋肉や骨に影響が出るだけじゃない。心拍数や体温を低下させたり、新しい皮膚を作らなくなったり、色々なものを削って、やっと生きながらえている状態なんだよ。美晴さん、太りたくないという気持ちはわかる。でも、このまま痩せた状態が続けば、君の身体はどんどんボロボロになっていく。今、身体に大きな問題が起きていなくても、この状態が長引けば取り返しのつかないことになる。だから、ここで少しでも食べよう」

黒田先生の怖いほど真剣な顔つきに、女性の医師の姿が重なった。彼女が様々な検査を勧めたのも、診察で食べなくてはいけないと繰り返し言ったのも、黒田先生と同じように、私の身体を心配していたからなのかもしれない。私はずっと、昨日よりも数字が減っているかだけしか見ていなかった。自分の身体が、脂肪だけではなく、呼吸すら削って生きようとしていたなんて考えたこともなかった。

「君の病院食は、白米100グラム、その他の主菜・副菜・汁物は、一般の病院食の二分の一の量で用意するつもりだよ。食事に慣れてきたら、徐々に量を増やして、最終的には16

2　肥満度を表す指標のこと。体重（キログラム）÷｛身長（メートル）の二乗｝で導き出せる。BMI22が標準とされる。

3　当時の筆者の身長は153センチだったため、32・2キロ÷2・34（1・53の二乗）＝13・8となる。

4　心身共に安静な状態で仰向けになり、眠ったり体を動かしたりしない状態で消費するカロリーのこと。心臓や肺といった臓器など、最低限の生命維持に必要なカロリーとも言える。

00キロカロリー摂《と》れるようになるのが目標だ。食事で必要なカロリーが摂れるようになるまでは、消費カロリーを極力なくさなきゃいけない。体重が増えるまでは、北三病棟から外出禁止だよ。走るのはもちろん、歩くのもなるべくしないこと。お風呂はカロリーを消費しやすいから、二日に一度にしてね。湯船に浸かるのも禁止」

私は頷《うなず》けなかった。食べることを肯定することになると思うと、それすら恐ろしい。

「僕たちは君が食べられるように全力でサポートするよ。僕は毎日美晴さんのところに来るから、辛《つら》いことがあれば何でも話しなさい」

私は俯《うつむ》いていたので黒田先生の表情を見ることはできなかったが、声の響きは柔らかかった。

この日、私は「食事を一緒にしたい」と紅野《こうの》さんに言った。紅野さんは、快く私を迎えてくれた。彼女には一緒に食事をするお決まりのメンバーがいて、三十代後半くらいの桃井《ももい》さんという女性と、同じく三十代後半くらいの雨宮《あまみや》さんという非常に痩せた男性を紹介してもらった。私はこの中に入れてもらい、この日から四人で食事をすることになった。

なぜ自分から他人と食事をする決断をしたのかといえば、食べ物を拒否する衝動を自分でコントロールできないなら、そうせざるを得ない環境に追い込んでしまえばいいと思ったからだ。少なくとも今の私は、拒食症を治したいと強く思っている。両親との別れ際にした〈食べる〉という誓いや、黒田先生の存在がそう思わせてくれた。しかし、もはや反射とも言える拒食行動を、意志だけで防ぐのは無理だ。

だから、自分が食べる選択をする確率が高く、なおかつ両親にこれ以上迷惑をかけず、黒田先生や看護師の手もわずらわせない、強力な方法を考えた。それが、〈他人と約束して一緒に食事をすること〉だった。私は今まで、相手の望む姿であろうと努力して生きてきた。そんな私なら、約束を守るために食事から逃げず、普通の食べ方で食べようとするはずだ。

私専用の病院食は、他の患者より量は少ないがメニューは同じだ。揚げ物などの高カロリーな料理も出る。私は、どんな料理が出ても文句を言わなかった。全て等しく皿の上で細かく切り分けて、必ず一口以上は食べた。テーブルで最後の一人になると、自分のベッドにトレーを持っていき、再び食事と向き合った。

柏木さんは、そんな私を「えらい」と言う。入院したばかりの拒食症の患者は、食事に抵抗があるため、一人で隠れるように食べることが多く、時には食事から逃げ出したり、食べ物を捨てることもあるらしい。私は柏木さんに褒められると、「違う」という思いが身体の中で反響して、何も答えられなくなった。

本当は、嫌で嫌で仕方がない。食べている姿を他人に見られるのも、食事の時間やメニューや量を決められるのも、食べること自体も、全部苦痛だった。

お茶を飲む振りをしながら周りの患者を窺《うかが》って食べているのを確認しないと、箸を持つことすらできなかった。食べ物の表面に浮き出た汚い油をキッチンペーパーで全部拭き取りたかったし、皿を床に投げつけてやりたくなった。食べ物を口に入れると、恒例のカロリーカウントが始まって、何を食べたっておいしいなんて思えるわけがない。

そんな衝動を必死に我慢して、人の何倍も時間をかけて食事と向き合っても、結局残してしまう。そんな自分が「えらい」はずがなかった。


入院する前の一週間は、水とカロリーバーくらいしか食べていなかった。そんな状態から急に食事をするようになったからか、食後にお腹《なか》が張り、胃が痛くなった。

それよりきついのが、食後の精神的な揺れだ。急に体重が何十キロも増え、それが息をしている間にもどんどん増えていく気がして不安が込み上げる。その不安と病気を治したいという思いが拮抗《きっこう》して、食べてしまった、いや食べていいんだという自問自答が何十分も続くと、心だけではなく体力も削られる。最初はベッドに潜り込んでやり過ごそうとしたが、酷《ひど》くなるばかりなので、ベッドから出て談話室に行くようになった。

初対面の人と気軽に話せる社交性は持ち合わせていないので、壁越しに談話室を窺うと、数人の患者が見えた。談笑している人も、独りで椅子に腰かける人も、誰もが窓から差し込む光を浴び、半身に薄い影を落としている。光と影は、肌やら服やら様々な色と調和して、まろやかに混じり合っていた。その様子を見ているうちに、世界の一秒は場所によって違うかもしれないと思った。

私が今までいた世界と北三病棟は、どこか違う。ここの空気が肺に入り込むと、体内で急いでいた心臓も落ち着くのだ。私は談話室には入らず、壁に寄りかかって空気を身体に染み込ませた。

これからの入院生活で患者と仲良くなっても、拒食症のことは秘密にするつもりだ。私は、今まで社会で得てきたもの全てを置いてここに来た。ここでは何もいらない。識別する便宜上名前は必要だが、それ以外の私が高校生であることとか、生まれた場所や何をしてきたか、そして拒食症であることとか、余計な前提をつけてほしくない。全ての前提から自分を切り離して、今彼らと話す私を、共にいる私を、全ての私だと認識してほしかった。

だから、他人にも自分から求めない。秘密の共有から生じる仲間意識で傷を舐《な》め合うなんて、ごめんだ。

2　小さな一歩

初めての入浴は、入院二日目の夕方だった。

○6○

看護師に指定された時間に浴場に行くと、脱衣所には誰もいなかった。北三病棟に浴場は一つしかないので、他の患者と鉢合わせしないように時間を調整してくれているのかもしれない。

脱衣所で服を脱ぎ、シャンプーとボディーソープを片手に浴場へ入った。浴場の広さは十畳ほどで、複数の洗い場と大きな浴槽があり、銭湯のような感じだ。壁や床は一面タイル張りで、よく掃除されて乾いている。浴場の正面奥にある大きな浴槽は空っぽで、存在意義を失った大きな窪《くぼ》みが嫌に目立つ。

洗い場の一つに腰を下ろし、温度を調節して蛇口を捻《ひね》る。私はお風呂が好きで家族とよく銭湯に行ったが、ここでの入浴は好きになれそうになかった。広い空間に独りでいるせいか、浴場の空気はやけに寒く感じる。

温かくなってきたシャワーを頭の上から浴びる。頭から肩、腕、背中、足とお湯に飲み込まれていく。自分の体温より高い温度に急に晒《さら》されて、鳥肌が立った。そのまましばらくじっとして、身体が慣れるのを待った。慣れてくると、シャワーヘッドを鏡の上の位置に固定して、身体にお湯をかけながら、頭、身体の順に洗う。お湯がもったいないかとも思ったが、皮膚に染み込む冷気から少しでも逃げたかった。

身体を洗う間、鏡に映る自分の身体を見ないように注意した。以前は細くなった身体が誇らしかったが、拒食症の患者として他人の目に触れたとき、自分の身体が哀《あわ》れみの対象として見られていることをうっすらと自覚してから、そんな気持ちはなくなった。病院食を食べるようになってからは、張ったお腹、膨らんだ頬、重い身体、実際にはほとんど変わっていないだろう全てが、気持ち悪くて視界に入れるのも嫌だ。私は自分の身体が許せない。

蛇口を止め、入浴セットを持って足早に脱衣所に戻った。脱衣所は空調のおかげで適温に保たれているはずなのに、どれだけ温まっても身体の奥が薄ら寒いような気がするのはなぜだろう。

＊　＊　＊

入院して三日目の朝、初めて食事を完食した。朝食は昼や夜と比べ量が少ないのに加え、主菜が焼き魚の切り身半分だけだったことが幸いした。食後のトレーを看護師に渡すと、とても喜んでくれた。その顔を見ていると、私も徐々に喜びが込み上げてきた。

入院してから初めての目に見える成果だ、私は少しずつ進んでいるんだ！

誇らしい気持ちのままベッドに戻ると、全身が重くなった――と錯覚するほど激しい不安の渦に巻き込まれた。いつも食後に感じる不安よりずっと強い流れだった。

今まで、出された食事を残すことで、〈カロリーを減らす努力をした〉という免罪符を得ていた。その数十カロリーのおかげで、食事をした自分を少しだけ許すことができた。しかし、全てを食べ切った今、自分を許す手立てがない。心に残されたのは、食べた自分を罵倒する言葉と、『太る』という呪いの言葉だけだ。

その後の昼食も夕食も、いつも以上に食べられなかった。

夕食後、黒田先生が私のところに来た。「調子どう？」と、いつものように話しかけてきた顔を見て、やっと現実に戻れた心地がした。

「今日初めて朝食を完食しました。最初は嬉《うれ》しかったけど……、すぐ太るんじゃないかって不安になってしまって……。私、食べるのが怖いです。でも、それよりも、食べるたびに、一生不安に襲われ続けるかもしれないと思うと、もっと怖いです」

「それはとても怖かったね」

黒田先生は私の言葉に同意して、一呼吸置いてから私の名前を呼んだ。その声に引き上げられるようにして顔を上げると、黒田先生は私を真っ直ぐに見ていた。

「美晴さんの病気は心の病だから、目に見えないものばかりで不安になるのはわかるよ。時間はかかると思うけど、食べていくうちに、君の中で色々なことが変わってくる。それをゆっくりと実感していくうちに、わかってくることもあるよ」

こういう言葉を聞くと、黒田先生が担当医で良かったと心底思う。黒田先生は、いつも私に答えを探させてくれる。しっかりした行動方針を示し、じっくり待てと私を諭し続ける。だから私は信じることができる。病院食を食べること、そこから生まれるものの大部分が恐怖だとしても、何度も生み出していくうちに、その気持ち同士がぶつかって、跳ねて、時には混ざり合って、思いがけない反応を起こすのかもしれない。この変化は絶対じゃないけれど、恐怖であり続けることも絶対じゃない。

「……ありがとうございます」

私はまだ食べ始めたばかりだ。変わっていくのは、これからだ。

次の日の夕食はハンバーグだった。肉の塊の上に油の浮いたソースがたっぷりかかっていて、食堂に貼られた献立を見たときから憂鬱だったが、実際に目にするとさらに気分が沈んだ。早く食べ始めなければならないのに、私の身体は箸すら持とうとしない。ふと目の前に座る桃井さんを見ると、彼女の皿のハンバーグは半分ほどなくなっていた。視線に気づいた桃井さんが、「犬って好き？」と唐突に話しかけてきた。

「好きですよ。家で犬を飼ってます」

「そうなんだ！　私も飼ってるの！」

それから互いの飼い犬の話で会話は弾み、沈んでいた心が徐々に温まるのを感じた。ハンバーグを食べる桃井さんを見ているうちに、不思議と自分も食べてみようかという気になった。皿の上のハンバーグを箸で小さく切り分け、口元に持っていき、桃井さんが食べるのを見届けてから、同じように口の中に放り込む。桃井さんの楽しげな声を聞きながら咀嚼《そしゃく》し、飲み込んで、「可愛いですね」と笑った。

これは私にとって衝撃的な出来事であった。食べ物を見てから飲み込むまで、一度も嫌悪を感じることもなく、カロリー計算もしなかった。こんなこと、この数か月間で初めてだった。

カロリーのことを考えずに食べることができた。

この感覚は、摂食障害を克服するための小さな一歩だ。二口目には元に戻ってしまったけれど、たった今こう感じたという事実に意味がある。他の人の真似をして食べ続ければ、たとえそれが嘘《うそ》であったとしても、いつの間にか本物になるかもしれない。気休めじゃなく、本当に。


夜に看護師に許可を取り、祖母に電話をかけた。家の食卓で祖母に「放っておいてよ！」と叫んでから、祖母が私に一定の距離を置いていることに気づいていたが、その溝を放置したまま入院してしまった。呼び出し音の長さに比例して、心臓が高鳴る。

「……もしもし？」

「おばあちゃん？　あの、美晴だよ」

「久しぶりだねぇ」

祖母の声は、電話専用の少し高い声だ。穏やかな響きに記憶と寸分違いがないことに、安《あん》堵《ど》が込み上げた。

「美晴ちゃん、元気？」

「うん。元気だよ。おばあちゃんは？」

「元気だよ。病院はどう？」

「いい人ばっかり。おばあちゃん……前に家で酷いこと言ってごめんね……」

「気にしてないよ。寒くなってきたから、風邪ひかないようにね」

祖母の声はひたすら優しい。これからの食事がどんなに辛くても頑張ろうと思った。

明日は明るい気がした。

3

神様が言っている

病院の一日のスケジュールは規則的だ。数日経《た》つと、入院生活にも慣れてきた。

私は食事の合間の自由時間を使い、毎日ベッドで勉強をした。サイドテーブルの上に教科書とノートを広げ、新しい単元を黙々と進めた。

一人で勉強するのは慣れっこだが、わからない問題があっても誰にも聞けないのは辛い。ケータイも看護師に許可をもらうか、面会室の中でしか使用できず、病棟内には図書館もないので、わからない問題はそのまま放置するしかない。

同級生との差は開くばかりだったが、以前のような強い焦りは消えていた。入院前に一度命の執着を捨てかけたときに、勉強への執着も失ってしまったのかもしれない。次のテストは受けられないから、偏差値のグラフも下がってしまうな、なんて他人事みたいに思うだけだ。

面会室は、北三病棟とは別の階にある。面会希望者は事前に予約が必要で、面会時間も平日の午後一時半から四時半に限定されている。十二畳ほどの面会室には、長机が二脚と椅子が数脚置かれている。パーティションはないが、他の患者と面会が重なることは滅多にないので問題ない。

母は毎日のように面会に来た。たった三十分にも満たない面会時間のために、仕事を早退し、車で一時間半かけて。母は私の使用済みの衣服と新しい衣服を交換し、元気かと聞く。私が元気だと答えると、元気ならいいと母は笑う。私たちは、そのままぽつりぽつりと会話を続ける。

母は優しい。でも、何を話せば、少し疲れた顔をして微笑む母を喜ばせられるのか、わからない。

北三病棟の一日の予定表

6時	入り口扉開放	
7時	朝食	
12時	昼食	
13時半	入浴時間開始	面会時間開始（平日）
16時半	入浴時間終了	面会時間終了（平日）
18時	夕食	
19時	入り口扉閉鎖	
21時	消灯	

黒田先生が会いに来るのは、夕食後に私がベッドにいる時間だ。カーテンの外から「調子どう？」という声が聞こえると、カーテンを開けて黒田先生を招き入れる。

黒田先生とは、医師と患者というより、友達同士みたいな距離感だ。黒田先生と話していると、母の面会のときと違って、不思議と言葉が溢《あふ》れて止まらなくなる。黒田先生は、心の中のどんなにくだらないことでも、ゆっくりと相槌《あいづち》を打ちながら聞いてくれる。それは、今日の天気や患者との会話、私の好きなものや関心のあること、食べ物を前にしたときの心の動き、太ることへの不安、全てに平等に注がれる。

私は息をするたびたくさんのことを感じていたけれど、それは他人に話す価値のないものだと思っていたから、今まで自分の中に留《とど》めるだけだった。それを続けるうち、自分がゴミやカスが集まった集合体になったように感じた。でも、黒田先生が相槌を打つと、途端にそれらは価値がある一つの事柄に生まれ変わる。無価値の塊だった自らの身体に、少しずつ色が着いていくようだった。

ある日、私が数学の問題を解いていると、黒田先生がやってきた。ちょうど新しい単元に入ったところで、初めて見る記号とイコールで結ばれる数字と格闘していた。教科書を読んで示された公式に数字を当てはめれば、練習問題は解くことができるが、なぜこの公式を使うのか原理的なものがよくわからない。難易度が上がって複合的な問題になると解けなくなってしまいそうだ。

「黒田先生、どうやったら数学が得意になりますか？」

「君、数学苦手なの？」

黒田先生は意外そうに目を丸めて、私のベッドの横に立った。

「めっちゃ苦手です。ちなみに算数からつまづいてます」

「僕も数学は苦手だったよ」

「え？　本当に？　先生お医者さんじゃないですか。頭良いんでしょ？」

「医学に数学は関係ないよ。医学は曖昧なものだから、どちらかといえば、料理のレシピに近いよ。おいしいポトフの作り方とかね」

医学を知らない私には、そのたとえが上手いのか下手なのかも判断できない。

「じゃあ、英語は？　私、長文読解も苦手で。長い文章が繋がっていくと、よく意味がわからなくなるんです」

「英語の長文は、小説とか読めば自然と読めるようになるよ」

黒田先生はまた一言で完結させてしまった。私に勉強を教える気はないようだ。

「クラスメイトにどんどん置いていかれちゃうなぁ」

取りつく島もないのが悔しくて、落ち込んでいる振りをしてみた。

「僕の患者は、成績が上がるジンクスがあるから大丈夫だよ」

「いや、どんなジンクスですか、それ」

黒田先生は、まるで根拠のないことを顔色一つ変えずに言う。黒田先生はちょっと変わった人だ。でもなぜか、彼と話していると、出会ったときの直感は正しかったと確信する自分がいた。

＊　＊　＊

入院して六日目の夕食のことだ。いつも通り自分の名前のついたトレーを取ると、大きな丼と汁物が載っていた。蓋が閉じているので中身は見えないが、献立には親子丼と書いてあったはずだ。丼ものは、入院してから初めてだ。席に着き、看護師の合図でいただきますをした。

丼の蓋を開けたとき、目に飛び込んできた映像に急に吐き気が込み上げた。生温かい臭い、白米の量がいつもの三倍はあるように見えて、身体が震えた。感覚があの頃の、自分の部屋に閉じ籠《こ》もり、膝を抱えていた頃と重なる。最近の食事で感じていた、〈食べたくない〉〈太りたくない〉という嫌悪感とは違う、もっと強烈な拒否反応。食べ物を食べてもいい物だと受け入れられない感覚。

トレーをひっくり返して、目の前の物をぐちゃぐちゃにしたい衝動に駆られた。

駄目だ、私のために用意された一つの気遣いを、私の勝手な心で踏みにじってしまうなんて。他の患者がいる、取り乱せない、叫んじゃいけない、我慢しろ、私は何も感じてない！

そう念じてみても、指先が震えて箸を持つことさえできない。最近は少し嫌悪感が弱まってきたと思ったのに、こんな些細《ささい》なことでこれほど動揺するなんて信じられなかった。その場から逃げることもできないまま、頭の中で絶望した。

ああ、失敗した。私の嘘は脆《もろ》くも一瞬で砕けてしまった。どれだけ強く思ったって、一度理想通りに振る舞えたって、結局駄目だ。人は簡単に変われないんだ。


しばらくして身体が動くようになると、柏木さんに「ベッドで食事をしたい」と言った。柏木さんは私の様子がおかしいのに気づき、病室までつき添ってくれた。私をベッドに腰かけさせ、柏木さんは「大丈夫？」と柔らかな声で聞いた。私は絶望がまだ頭の中でわんわんと鳴っていて、自分の言葉を探せなかった。

柏木さんは隣に座って、私の背をそっと撫《な》でた。掌《てのひら》の温度がじんわりと背中に広がる。次第に呼吸が楽になり、やっと言葉を発することができた。

「私は……駄目な人間です。皆が励ましてくれるのに、応えられない。もっとちゃんと、頑張らなきゃいけないのに……上手くできないんです……」

最近は少し変わってきた自分を自覚していた。嘘の振る舞いが、本物になるのではないかと錯覚した。幸せな勘違いをしていただけに、ショックは大きかった。

俯いたまま動けない私の背中を、柏木さんは撫で続けた。自らへの失望のために鋭利に突き出した心のささくれが、彼女の掌の曲線に沿って元の形に戻されていくようだった。

「今はね、きっと、神様が休めって言ってくれている必要な時間なんだよ」

柏木さんの言葉に顔を上げると、彼女は私の目を見つめて笑った。私はこの言葉を、未知の言語のように聞いた。私の中の神様は、私に甘えを許さない。『なぜできないのか』と問うばかりだ。気づいたら始まっていた、この拒食症という病に呻《うめ》く時間は、私が他の人より弱くて馬鹿だから、生まれたものだ。だから、他人から優しくされる資格もないし、他人に迷惑をかけないように早く治さなければならない。

この時間が必要なんて、私には理解できない。けれど、嬉しかった。そうならいい、こうして悩むのも必要ならいいのにと思った。

しかし、自分で言ったことも守れず、笑いながら嘘をついているような私が、休んでもいいのだろうか。

心の中で小さく尋ねても、私の神様は決して『うん』とは言わなかった。

親子丼を拒絶した日から、食事に対する嫌悪感が戻ってしまった。次の日の昼食のミートスパゲティでも食堂を途中で抜け出した。翌々日の夕食の麻婆豆腐は特に酷かった。平皿に広がったとろみのある餡《あん》を見たとき、また吐きそうになった。自然の摂理のように、考えるより先に身体が反応した。

私は平静を装いながらスプーンを持ち、餡に浮かんでいる豆腐の小さな破片をどうにか口に入れた。でも、どうしても餡だけには口をつけられず、そのままトレーを看護師に渡してベッドに戻った。

こんな状況でも、食事を残してカロリーを減らせたと心の片隅で喜んでいた。痩せられたと思うと酷く安心するけれど、それ以上に自分自身に失望する。これでは、入院する前に逆戻りじゃないか。

ベッドに仰向けになり、天井を見つめる。白く無機質な天井は、真っ白な皿みたいで見ているると落ち着く。何も入っていない皿は、食べる必要がない。

揚げ物や炒《いた》め物、油の浮いたスープ、丼もの、麺類、餡、ドレッシングやふりかけ、全部見ているだけで気分が悪くなる。特にギラギラと浮かぶ油が目に入ると、怒りが込み上げてきて、握り潰して、食べる必要のない物体にしてやりたいと思ってしまう。

ため息が出る。今夜食べても、明日も続く。何度もゼロに戻って、減ることのないノルマ。毎日、〈食事〉という責め苦を負い続けなければならない。生きていく限りずっと、生きていくためにずっと。

そのままベッドに横になっていると、黒田先生の声が聞こえたので、急いでベッドから起き上がった。

「調子はどう？」

「あまり……」

口を濁した私に、黒田先生は何も言わずこちらを見た。黒田先生は、柏木さんから親子丼の件などを聞いて、私の食事の状況を把握しているのだろう。

「最近、苦手な献立ばかりで、見ているだけで気分が悪くなります。怖くて堪《たま》らなくなる。少し前は、気は進まなくても少しくらい食べることはできたのに……」

「うん」

黒田先生は、小さくそう言って再び沈黙した。この言葉からは、何の感情も読み取れない。ただの肯定の音だ。私はいつも、相手の声から不快や退屈を感じていないか探す癖があったから、黒田先生の相槌を聞くと安心した。彼の音は余分な揺らぎや高低差が少なく、私の言葉を待ってくれているのだと信じさせてくれる。

「食事をするのが、辛い。毎日毎日、終わりがないから……。誰かと食事するのもすごく疲れてきて、なんか、入院する前に戻ってしまったんじゃないかって思います。早く治さなきゃいけないのに……」

「そうだね、とても辛い思いをしているのはわかるよ。でも、君は元に戻ったわけじゃない。

体重はあんまり変わっていないけど、身体つきが変わっているよ。君が病院で必死に食べてきたからだ。大丈夫、美晴さんはちゃんと前に進んでるよ」

入院前の私の肌は、浅黒く骨に貼りついているようだったが、今は少しふっくらしているのが自分でもわかる。身体の変化は、私がもがきながらも進んできた目に見えた成果だ。それを純粋に嬉しいと思う反面、自分が以前より太ったと指摘されたのはショックだった。身体がどれだけボロボロになっても、痩せていたいという気持ちは依然として強くあった。

「病院で治療するのが辛い？」

黙り込む私に、黒田先生は尋ねた。

「もし、一日1600キロカロリー摂れるようになったら、ここを退院して、通院という形で治療することもできるからね」

「嫌です！」

私は間髪入れずに答えた。黒田先生から初めて出た「退院」という言葉が信じられなかった。

「家に帰りたくない……怖いです。今家に帰ったら、戻ってしまう。もう二度と……食べられない気がする……」

取り乱した私を、「大丈夫。退院するのはもっと先だよ。君を投げ出したりしないから」と黒田先生は宥《なだ》めた。

「私は、一人で食べる自信がないんです。ここなら、黒田先生や柏木さんが話を聞いてくれるから、安心できます……」

「そう言ってくれるのは嬉しいな」

黒田先生はベッドの枕元にあるブタのぬいぐるみを指差して「かわいいね」と言った後、「けれど」と次の言葉を繋げた。

「ベッドにあまり私物を持ち込まない方がいいよ。この病院には長い間入院している人が何人かいてね。そういう人たちは、自分のお気に入りのものを持ち込んで、自分の家みたいにしてしまうんだ。そうすると病院で心が満たされてしまって、社会に出るのが怖くなってしまう。僕たちは、患者さんたちがより良い治療を受けられるよう、ここを安心できる場所にできたらと思っているよ。でも、ここを君の居場所にしちゃいけない。帰る場所は、別の場所に作るんだ」

頬を叩《たた》かれたような衝撃が心に走る。ここは自分を安心させる場所ではなく、私の戦いの場所なのだ。

「はい。気をつけます」

「これからも一緒に頑張ろう。じゃあ明日もまた来るね」

私は、帰ろうとする黒田先生を呼び止めた。

「あの、白米の量を少し増やすことはできますか」

「え？　それはもちろんできるけど……いいのかい？」

「はい。私、このまま甘えたくないんです、進みたい」

「わかった。明日栄養士に相談してみるよ。無理なく少しずつ、増やしていこう」

黒田先生がいなくなった後、先ほど自分が言ったことを振り返って、我ながら思い切ったことをしたなと思った。食事が増えるのは不安だ、けれど支えてくれる手があるうちに、もっと戦った方がいいのかもしれない。タイムリミットは必ずある。甘えていたら、私は一生治らない。

4

極上の花束をあげる

朝ジャージに着替えてカーテンを開けると、向かいのベッドの紅野さんもちょうど顔を出したところだった。

「おはようございます」

「おはよう」

紅野さんはそう言うと、病室の窓に近づきカーテンを開けた。四角い空は雲に覆われて白く、差し込む光は弱い。紅野さんの隣に立ち、庭園を見下ろした。

「外はだいぶ寒いよ」

「そうなんですか。ずっと外に出てないから、冬の寒さを忘れちゃいそうです」

私の言葉を聞いた紅野さんが、細い指で口元を隠しながら、上品に笑う。

「私、朝食の後にお庭を散歩しているの。外出ができるようになったら、一緒に歩こうね」

私は頷いた。

紅野さんと一緒に食堂へ行くと、配膳車の周りにはすでに朝食を待つ患者が集まっていた。私が「おはようございます」と言うと、数人がこちらを向いて、「おはよう」と返した。その声に連鎖するように、同じ言葉が生まれていく。今日も私たちの一日が始まった。

トレーを取り、いつものテーブルに行くと桃井さんと雨宮さんは席に着いていた。

私の隣に座った紅野さんは、両手で湯呑《ゆの》みを持って一口飲み、ほうと息をついた。紅野さんはいつも、とても大事そうにお茶を飲む。砂漠の貴重な水のように、ゆっくりと味わう。その姿を真似て、私も湯呑みに口をつけた。温かい液体が口内に充満し、喉を通り身体の中へ入っていく。重力に従ってできた温かな通り道はじんじんと疼《うず》いて、はっきりと体内に感じることができた。

私はまだ飲み物を口にするのも少し怖い。飲んだ水分の量だけ太る気がして、食事のお茶と午後三時に一杯以外は飲めない。けれど、誰かを真似るとその人と心が同調したようになって、恐怖が緩和される気がする。

お茶を味わいながら壁のカレンダーに何気なく目を向けた瞬間、私は小さく声を上げた。今日は母の誕生日だった。

母は午後四時前後に面会に来る予定だ。母には面会や入院など迷惑をかけてばかりだから、何かプレゼントがしたいけれど、所持金はゼロ。持っているのは、勉強道具、日記帳、筆記用具、ケータイくらいで、できることは勉強用のノートに手紙を書くことくらいしかない。他のアイデアを探そうと、談話室へ向かった。

談話室の北側の壁は一面窓が嵌《は》め込まれていて、電気を点《つ》けていなくても部屋の中は明るい。窓は庭園のある病院の南側と真逆に位置しているので、見えるのは駐車場だ。駐車場を眺めていると、病棟の壁の近くに小さく色づいた物があるのに気がついた。あるアイデアを思いつき、看護室へ向かった。

「外に行きたい？」

柏木さんは、私の申し出にいつもより高い声を上げた。

「はい……裏手の、駐車場に行きたいんです」

「どうして？」

柏木さんの声に若干の訝《いぶか》しさが混じる。私は北三病棟から出るのを禁止されているのだから当然だ。

「花を摘みたくて」

息を多めに吸い込んで、意を決して続けた。

「母の誕生日に、花束をあげたいんです。今日の面会のときに渡そうと思って」

予想外の一言だったのか、柏木さんは少し目を丸くした。柏木さんの驚きは私が予想していたものより大きく、急に恥ずかしくなってきた。花を摘んで親にあげるなんて、まるで小学生みたいなことを言ってしまったかもしれない。

「ちょっと待っててね」

柏木さんはそう言い残し、看護室の扉の中に消えた。彼女を待つ間、赤くなっているであろう顔を冷まそうと手であおいだ。

しばらくして扉を開けた柏木さんが言った。

「外出の許可取れたよ。私と一緒ならいいってさ」

「ありがとうございます！」

私はジャージを何枚も重ね着して、病室を出た。柏木さんは北三病棟の入り口で待っていた。

「じゃあ行こうか」

白い扉がゆっくりと開く。私は柏木さんに続いて外に出た。

外の空気は冷たく、口から白い靄《もや》となって漂った。窓から見えた場所へ向かうと、薄ピンクの小さな花が風に揺れていた。柏木さんがポケットから鋏《はさみ》を取り出し、私に手渡す。私はしゃがんで、黄緑色の柔らかい茎の、地面から三センチくらい上のところを優しく支えて、そのすぐ下の部分を斜めに切った。可愛らしい花が、死んで手の中に落ちる。それを二度繰り返して、全ての花を摘み取った。左手の中に残った花は、花束というには少な過ぎる気がした。

「もう少し、遠くの方まで行こうか」

「いいんですか？」

「いいよ。お母さんに、素敵な花束をあげよう」

私たちは駐車場を探索し、十本ほどの花を摘み取った。

病棟に戻ると、温かい空調の風に身体がぶるりと震えた。重ね着したジャージをベッドの上に放り投げ、談話室へ向かう。柏木さんは看護室から包装紙とリボンを持ってきて、何種類か手頃なサイズに鋏で切って談話室のテーブルの上に置いた。

「ここから好きなのを選んで使ったらいいよ」

「ありがとうございます。お忙しいのに、何から何まで……」

「気にしないで！　お母さん喜んでくれるといいね」

柏木さんは鋏をポケットにしまい、仕事に戻っていった。その後ろ姿を見ながら、私は「天使だ……」と呟《つぶや》いた。

花の色が映える包装紙の組み合わせを考えていると、突然後ろから声がした。

「何してるの？」

振り向くと雨宮さんが立っていた。いつも着ているジャージとは違う、洒落《しゃれ》た厚手のコートを着ている。病状が一定以上回復した患者は、医師の許可があれば病院の外に出ることができるので、街へ買い物に行っていたのかもしれない。

雨宮さんは片手に大きなレジ袋を持っており、それは重力に従って大きく弛《たゆ》んでいた。

「何持ってるんですか？」

袋の中身が気になるあまり、雨宮さんの問いかけを吹っ飛ばして質問した。雨宮さんは気にした様子もなく、レジ袋の口を広げて私に中身を見せた。そこには５００ミリリットルのペットボトルが七本ほど入っていた。全て同じメーカーのコーヒー牛乳だ。雨宮さんはその中から一本取り出して、私の目の前に突き出した。

「僕、これ甘くて大好きなんだ。だからいつも買い溜《だ》めしてるんだよ」

コーヒー牛乳のラベルの表示を見ると、一本で２００キロカロリーを優に超えている。大体１５０グラムの白米と同じくらいのカロリーだ。病院食の他にこんな高カロリーな飲み物を飲んだら太りそうだが、雨宮さんは頬がこけて少し目がぎょろっと飛び出て見えるくらいに痩せている。

「テーブルの上にあるの、お花？　誰かにあげるの？」

「今日お母さんの誕生日だから、花束をあげようと思って外で摘んできたんです」

「へぇ、いいね」

雨宮さんは笑って「頑張ってね」と言って立ち去った。

私は再び花束作りに取りかかった。母の好みそうな淡い色の包装紙を使って花を包み、リボンを巻いて纏《まと》めようとすると、花が数輪飛び出てしまった。何度か試みるも綺麗《きれい》に纏まらない。そうしているうちに午後三時を過ぎ、談話室には患者が集まってきた。お茶を飲んだり、売店で買ったお菓子を食べたり、雑談したり、各々好きなように休憩し始める。テーブルの一角で一人花と格闘する私は明らかに異質で、周りの患者たちが私の行動を窺っているのが何となくわかった。気になっても話しかけにくいのか、視線だけ集める状況がいた堪れなくて、早く終わらせようと手を動かすが焦って上手くいかない。

「これ使う？」

不意にテーブルの上に輪ゴムが落ちてきた。横からのびてきた腕を辿ると、四十代後半くらいの女性がこちらを見下ろしていた。何度か挨拶を交わしたことのある人だ。

「輪ゴムで花を留めてから紙で包めば、綺麗に纏まるんじゃない？」

「あ……ありがとうございます……」

　この女性は私の行動の一部始終を見ていたのだ。恥ずかしさと驚きで上手く声が出せず、吐息のような小さな声で返事をした。

「別にいいよ。こんなの」

　女性はそう言いながら紙パックのドリンクを飲んだ。彼女の口から覗《のぞ》くストローは、噛《か》まれ過ぎて平たく潰れている。

「ね、一番最近に入院した子でしょ。若いね。いくつ？」

「高校一年生です」

「わかぁ～！」

　彼女はのけぞり大げさなリアクションを返した。驚き過ぎじゃないかと思ったが、現在北三病棟に入院している患者はほとんど三十歳後半から七十代くらいで、私が飛び抜けて若いのは事実だ。

「スタイル良いなぁ、足ほそ！　私なんてこんなんだよ」

　彼女がお腹を手で叩くと、胸のラインより大きくはみ出た下腹部が少し揺れる。彼女はしばらく笑った後、「んじゃ、頑張って」と席に戻った。

　その後も、色々な患者が私の元を訪れた。紅野さんや桃井さんなど仲の良い患者はもちろん、名前も知らない患者たちも私に声をかけた。病院という閉鎖された空間の中で、花を見るのも久しぶりだという人もいたのかもしれない。私の摘んできた花は雑草ばかりで、そんなものをいくら集めても売り物の花束のような華やかさは生まれない。しかし、私たちはこんな些細なことを中心にして盛り上がった。私たちには、社会が零《こぼ》したどんなガラクタも極上だった。私は患者たちと話しながら、時間をかけて花束を完成させた。


「お母さんが面会にいらしたよ」

私を呼びに来た柏木さんは、私の耳元で「頑張れ」と囁《ささや》いた。柏木さんの顔が少しにやけていて、私は恥ずかしくて足速に面会室に向かった。面会室に入ると、椅子に座っていた母が顔を上げ私の名前を呼んだ。

「元気だった?」

「ふつう」

いち早くこの使命を全うするため、背中に隠していた花束を母の前に差し出した。

「お母さん誕生日おめでとう。こんなのしかできないけど、プレゼント」

母は虚を衝《つ》かれた顔をして、数秒黙った。そして言葉を始めるより先に、花束にそっと触れた。ゆっくりと花束を手に取り胸元に運ぶまでの間、私は母の手を見つめていた。母の手は夏の名残の小麦色を少し残していて、手の甲や手首にはいくつかのシミがあった。

「こんな花、どこでもらってきたの?」

母は言葉を丁寧に発音した。その声が喜びを含んでいることに安堵した。

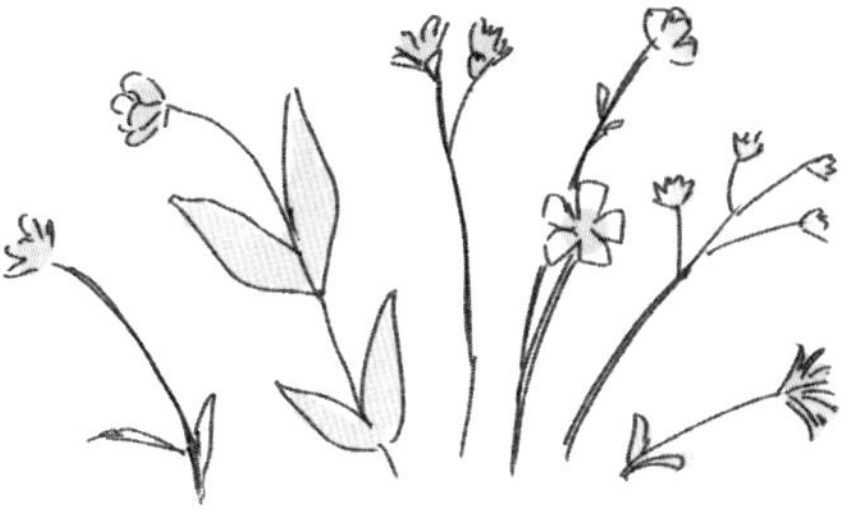

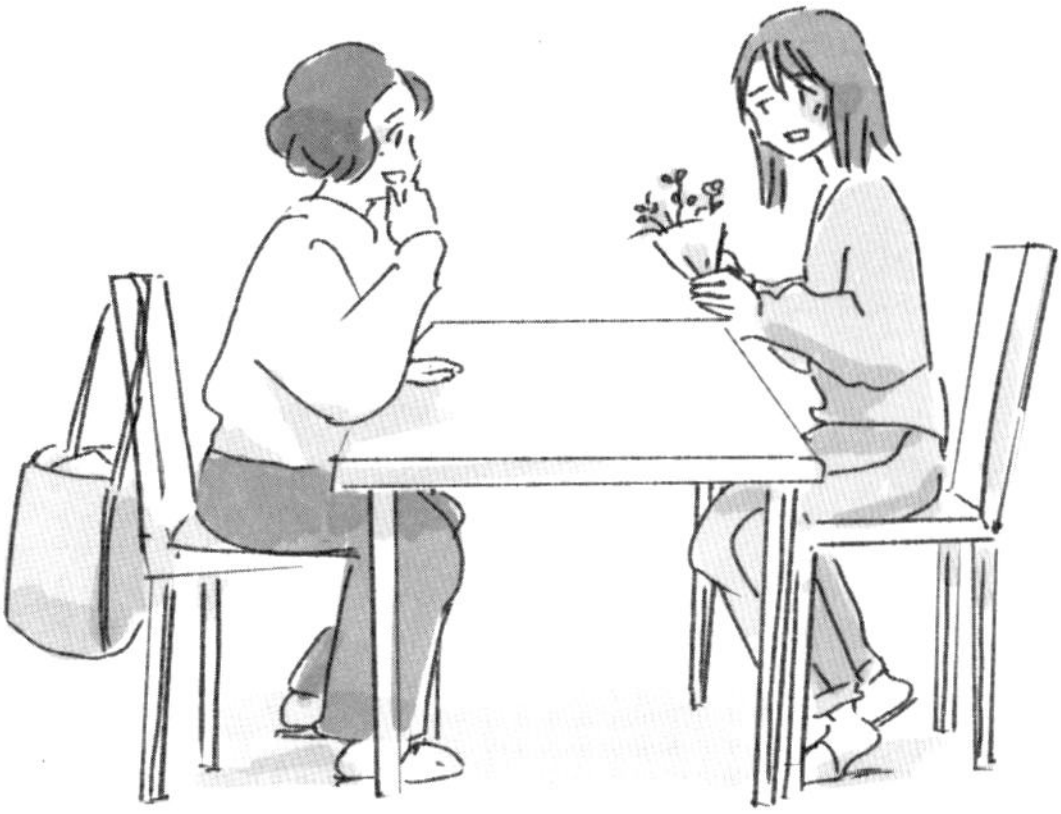

「病院の駐車場に咲いてたのを摘ませてもらった」

「外に出られたの？」

「特別に許してもらったの。この花束を作るために、看護師さんとか患者さんが手伝ってくれたんだよ」

「そっか……ありがとうね」

母はポケットからケータイを取り出し、花束の写真を何枚も撮った。

5 食べるのが楽しい？

入院から十日目くらいに、私の病院食の白米は100グラムから135グラムに増えた。カロリーは、約156キロカロリーから約211キロカロリーに増加した。1キロカロリーにも抵抗がある私にとっては、辛い変化だった。

最近、白米だけは完食できるようになっていたが、量が増えてから食べ残しをするようになった。食後のトレーを看護師に渡すと、「残しちゃってるね」と言われるのが辛い。看護師に私を責める意図がないのはわかっていても、食べ残した事実を再認識させられるようで罪悪感が募る。

次の日、食後のトレーを持っていくと、二十代半ばくらいの若い看護師がいた。初めて見る看護師だ。彼女は食べ残しを確認すると、私の目を見て「頑張ったね」と微笑んだ。私はとても驚いた。与えられたノルマを達成できなかった私が、褒められていいはずがない。皿の上に載せられた食べ物を、全部口に詰められなければ失敗なのだ。そのときふと、自分の食事の中には義務感しかないことに気がついた。他の患者たちは、どうやってこの苦しみを毎日やり過ごしているのか、確かめてみることにした。

まず、食堂で目の前の席に座っている桃井さんを観察してみた。桃井さんは綺麗な持ち方で茶碗《ちゃわん》と箸を持ち、白米を十粒ほど掬《すく》って無造作に口に放り込んだ。数回咀嚼して飲み込み、私に話しかけ、返答に反応して笑う。今度は主菜の酢豚に目を向け、酢豚の具材を迷いなく箸で挟み、すぐに口元に持っていき飲み込んだ。桃井さんは、自分が食べた物が酢豚であることを当然認識している。しかし私には、酷く無防備な食べ方に見えた。

桃井さんが先ほど食べた、三センチ角の豚肉と乱切りのにんじん一片《ひとかけ》と玉ねぎ一枚、それにかかっている餡には酢や砂糖、片栗粉《かたくりこ》、ケチャップなど、様々な調味料が入っている。豚肉は一度油で揚げられているため高カロリーだ。

献立によると、酢豚は約400キロカロリー。桃井さんの一口は、全体の十分の一くらいの量だったので、単純計算で40キロカロリーくらいだ。私が桃井さんなら、豚肉よりカロリーの低い野菜を優先して食べる。しかし、より全体のカロリーを抑えるなら酢豚を少なくして白米を食べるようにした方がいい。白米は、一口約16キロカロリーだから……。

「美晴ちゃん、どうしたの？」

突如《とつじょ》耳に飛び込んできた声に顔を上げると、少し身を乗り出している桃井さんと目が合った。カロリーを気にするようになってから、食べ物を見ると、自分が食べることを想定したカロリー計算に耽《ふけ》ってしまう。無意識なのが恐ろしい。

「大丈夫？　体調悪いの？」

「いや、すみません。何でもないです」

桃井さんの食事はいつの間にかに進んでいて、酢豚は半分以上なくなっていた。

私はカムフラージュのため味噌汁《みそしる》をちびちびと飲みながら、同じテーブルの他の患者も観察した。結果、紅野さんも雨宮さんも同じだった。彼らは、自分が口に何を入れたのか曖昧にしか認識していない。他人が食べている物に対しても同様で、それほど意識を向けていない。それ以上に、その場の会話や空気に関心を向けている。

彼らは、何を、どれだけ、どんな順番で食べるか、反射のように躊躇《ためら》いなく選び取る。それは偽りのない、とても自然な行為に見えた。

看護室の扉を叩き、「相談したいことがある」と言った。扉から顔を出した看護師は少しのあいだ思案し、「あんまり人に聞かれたくないよね。入って」と私を室内へ促した。

看護室は、たくさんの書類が並んでいて、殺伐とした空間だった。部屋の中央には広めの白いテーブルがあり、その周りにいくつか椅子が置いてあった。その一脚に、私に頑張ったねと声をかけた若い看護師が座っていた。

「好きなとこ座って。お茶でも飲みながら、ゆっくり話そう」

私を部屋に招いた年長の看護師は、急須から三人分のお茶を注ぎ、湯呑みをそれぞれの前に慎重に置いた。私は湯呑みに口をつけずに、両手で包み込んだ。プラスチック製の表面から、かすかに熱が伝わってくる。

「あの」

両側の看護師たちがお茶を飲んでいるのを見ながら、私は口を開いた。

「おふたりは、食べ物を食べるとき何を考えますか？」

私がここにきたのは、拒食症じゃない人間が食べることについてどう考えているのか、確かめるためだ。どんなに観察しても、私からそう見えただけでは、勝手な思い込みの可能性がある。私は他の患者に自分の病名を明かしていないので、看護師に相談する必要があった。

「私は、太るのが怖いです。怖過ぎて、何を食べるにもカロリーのことばかり考えてしまいます。食べている間も一口一口そんな感じで、おいしいなんて思う暇ないし、思えません。おふたりはそういうことを考えますか？」

看護師たちは顔を見合わせた。年長の看護師が言う。

「う〜ん、考えないかなぁ。食事のときにいちいちカロリーを計算しないし、食べることしか考えてないかも。カロリーなんて、皆そんなに気にしてないいんじゃない？」

「でも、日常生活で痩せたいってよく言うじゃないですか。食べているときに本当に心配になったりしないんですか？」

ダイエットの話題は、テレビや本などで頻繁《ひんぱん》に取り上げられている。高校の友達同士でも、「太った」「痩せた」は、挨拶のように日常的に使う。

「食べているときは、食べたい！　っていう思いしかないいんじゃないかな。でも、夜に食べ過ぎちゃったときとか、食べた後に後悔することはあるけどね」

私は、年長の看護師が嘘をついていると思った。全ての人間は、誰よりも痩せたいと思っている。他人が「食べろ」と言うのは、自分が一番痩せるために、私を太らせようとしているからだ。

カロリーが頭から離れなくなった頃から、自分以外の人間がそう見える。今まで違和感のなかったものが、全て疑わしい。こんなふうにしか他人の優しさを受け取れない自分は醜くて嫌なのに、心の奥にこびりついて離れない。

年長の看護師への疑いが溢れそうになって、口をつぐんだ。沈黙の中、若い看護師が口を開いた。

「太ることを気にして、食べるのが不安になることはあると思う。特に女の子はね」

若い看護師はスタイルが良く、顔立ちも可愛らしかった。こんなふうになるためには、今よりもっと厳しい食事制限が必要なのかもしれない。若い看護師は先ほどより少し大きい声で続けた。

「でも食事って、カロリーや、痩せること以外にもたくさんの大事なことがあると思うの」

「……それ以外ですか？」

「うん。食べ物をおいしいって味わうこととかね。例えばケーキはカロリーが高いから、食べないより食べる方が確実に太るよね。でも、食べることで仕事の疲れが癒されたり、幸せな気持ちになったり、私は心が満たされるよ」

その言葉に、年長の看護師が頷く。

「私は誰かと会話しながら一緒に食事するのが好きだなぁ。友達とちょっと良いレストランに行って、二人でおいしいって気持ちを分かち合うと、幸せが倍増した気がするしね」

「食事はカロリーだけじゃないよ。食事は楽しくするものだと思うよ」

「食べるのが楽しいんですか？」

「幸せになるんですか？」

「食べたい物を好きなだけ食べる、そんなことが許されるんですか？」

この問いかけに返された肯定を、私は受け入れることができない。普通に食べたいとは思っていたけれど、他人の言うそれが〈食べたい物を好きなだけ食べる、楽しむ〉という感覚だなんて思いもしなかった。食事は〈太らないために制限して食べる、苦痛〉のものではないのだろうか。

周りの人間も私と同じように感じていると思い込んでいたから、無防備に食べる患者たちが信じられなかった。患者たちも楽しいと思って食べているから、あんなに自然に食べられるのだろうか。

私の中には、そんなもの一片もない。どこを探しても……まるで抜け落ちたみたいに、食事から〈楽しい〉や〈おいしい〉といった感情がなくなってしまった。しかし、私も以前は看護師や患者たちのように感じていたのだろう。でなければ十五年間、違和感なく食事などできない。

何だか赤ちゃんに戻ってしまったみたいだ。失ってしまったものを、もう一度生まれ直すように、一から芽生えさせることなどできるのだろうか。

黒田先生の「食べていくうちに変わる」という言葉が蘇《よみがえ》った。その言葉が本当であれば、私もいつか彼女らのようになれるかもしれない。

＊　＊　＊

私は入院してから、一度も泣いたことがない。食べるのは辛いけれど、食べなければならないことに変わりはないから、泣いたって仕方がない。何より人前で泣くのが嫌いだ。泣いているると知られるのは恥ずかしいし、泣き顔が気持ち悪いと噂《うわさ》されるかもしれないと思うと怖い。

だから、その日なぜ泣いたのかわからない。夕食の時間にいつも通り食堂に行き、席に着いてお茶を注ぎ合って、「いただきます」と言った。その日の夕食がグラタンであることも、献立を見て知っていた。それなのに、皿の上のグラタンを見て泣き出してしまった。

起きたことはそれだけ。周りは突然のことに驚いて、私は柏木さんに連れられて自分のベッドに戻った。柏木さんは私を慰めてくれたのかもしれないが、あまり覚えていない。なぜだか身体がだるくて、顔を上げようとしても動けなかった。もしかしたら、私は疲れていたのかもしれない。そのままベッドに顔を埋《うず》めて溢れるままに涙を流し、思った。

――もう、食べたくない。

私はただ赦《ゆる》されたくて、泣いたのだった。

泣きやむと柏木さんに食事を持ってきてもらい、もう一度グラタンと向き合った。グラタンソースの上にさらにカロリーの高そうなチーズが載っている。なんて気持ち悪い。それでも私は食べなければならない。全ての食事に必ず口をつけると自分で決めたからだ。グラタンをスプーンで掬ったままの状態で、決心がつかず固まっていると、カーテンの外から足音が聞こえた。足音は私のベッドの前で止まった。私は息を止めて身を硬くした。

「美晴ちゃん？」

紅野さんの声だ。音の響きから、カーテンに口を近づけて話していることがわかった。

「ゆっくり食べていいんだよ」

優しい声に、また涙が溢れそうになった。

私は返事をせず、スプーンをゆっくりと口元に運んだ。


「美晴さん？　入っていいかな」

夕食の後ベッドの上に座っていると、カーテンの外から黒田先生の声がした。私は慌てて返事をして、カーテンを開けた。

「今日のこと、柏木さんから聞いたよ。僕は医者として、摂食障害の患者さんと接してきたから、太ることにどれほど恐怖を感じているのか、わかっているつもりだよ。君は、自分の中の恐怖に打ち勝とうと、本当に頑張っていると思うよ」

「まだ、だよ」

「でも、もうこんなに日にちが経ったのに……何も変われていません」

「まだ……ですか？」

「そうだよ。美晴さんが入院して十二日しか経っていない。まだまだ時間があるよ。君は、いつも答えを急ぎ過ぎだ。現象は同じでも、全てのものは本人の捉え方で変わるんだ。それに、実際に君は変化している。自分ではわからないかもしれないけど。体重にもきちんと表れているよ」

「まだ」と心の中で呟くと、そうかもしれないと思えてくるから不思議だ。

「他の患者さんも、入院当初は今より10キロくらい体重が落ちてしまっていた人もたくさんいるよ。皆、時間をかけて少しずつ回復していったんだ」

脳裏に浮かぶ患者たちは、穏やかで優しい。しかし、彼らも何か理由があってここに入院してきたのだ。半身に抱える昏《くら》い記憶を乗り越えようと、今ももがいている。

「食べ物と向き合ってみよう、もう一度ゆっくりと」

黒田先生の言う通りだ。すぐに完璧になろうとして、上手くできなくて途方に暮れてしまうのは私の悪い癖だ。

これから先またつまづくことがあっても、そのたびに立ち上がればいい。

深呼吸をして呼吸を整える。

「……はい、よろしくお願いします」

コラム

低栄養・低体重の影響（身体面）

小児心身医学・児童精神医学・精神分析学など幅広い知識を持つ深井善光《ふかいよしみつ》さんは、著書『摂食障害――身体にすり替えられたこころの痛み――』の中で、低栄養により甲状腺の機能が低下すると、疲労感・低体温・徐脈・胃腸の機能低下による便秘と食欲低下・無気力などの症状が起こると述べています。

同書では、無月経の影響についても詳しく解説しています。思春期に無月経になると、身体に非常に大きな影響を及ぼします。月経の際に分泌される女性ホルモンは、骨密度を保ち、骨の形成を促す働きがあります。骨の長さや厚みの増す思春期から二十代前後に十分な栄養が得られないと、本来のびるはずの値まで身長がのびなくなるそうです。

それだけではなく、この時期に無月経が数年続くと、四十代でも骨折するリスクが高まると深井さんは述べています。健康的な女性でも閉経後には骨密度が下がるため、六十代頃から骨粗鬆症《こつそしょうしょう》により骨折しやすくなるものですが、それが二十年ほど早まる可能性があるのです。

また、長い間女性ホルモンが出ないことにより、肌がシワシワになり髪が減るなど、まるで老化のような症状が起こるとも深井さんは語っています。

〈入院前の私の肌は、浅黒く骨に貼りついているようだったが、今は少しふっくらしているのが自分でもわかる。〉（2章・3）

無月経の期間が長引くほど、骨への影響は大きくなります。

そのため、なるべく早く体重を戻すことが大切です。しかし、「食べなさい」と患者を諭すのは、拒食症の経験者としてはやめてほしいと言いたいです。患者は、身体が反射的に拒食に動いてしまうだけで、心の奥では「食べなくてはいけない」と痛感しているのですから。

摂食障害は心の病です。家族や友達など周りの人間はあくまでも、患者の行動ではなく心に目を向けてほしいと思います。

参考文献
・『思春期のこころと身体Q＆A③　摂食障害――身体にすり替えられたこころの痛み――』深井善光著

＊

第3章

＊

入院期後半

＊

33.2kg〜31.4kg

＊

1 初めての外出

入院十五日目に、私の体重は1キロ増えて、33・2キロになった。これにより、次の日から病院の敷地内の外出が許可された。

本当はもう少し体重が増えてから許可を出す予定だったらしいが、私が治療に積極的に取り組み、黒田《くろだ》先生と入院二日目に交わした約束をきっちりと守ったご褒美として、特別に許しが出た。

外出できるようになっても、頻繁《ひんぱん》に出歩いたり、庭園で走るなどの運動は禁止だ。

初めての外出は、紅野《こうの》さんと庭園を散歩することになった。入院初日に見た、あの輝く長いレンガ道の先に行けると思うと、私は興奮を抑えられなかった。

朝食を終えた八時頃、紅野さんと一緒に北三病棟の入り口を出た。エレベーターを一階で降り、診察棟と入院病棟を繋《つな》ぐ連絡通路を進むと、病院の外へと続くガラス扉が見えた。期待に胸を高鳴らせながら、紅野さんの後に続いてガラス扉を出た。

眼前に広がったレンガ道は、地平には遠く及ばぬほど短く、ごくありふれた道に見えた。私の心を奪った輝きは見当たらない。もしかしたら、輝いていたのは景色ではなく、黒田先生と出会い生きることを決めた自分の心だったのかもしれない。

私たちは、レンガ道を真っ直ぐに進んだ。紅野さんは七十代なので、じっくりと地面を踏み締めるような速度で歩く。肩を並べて歩くと、普段より丁寧に景色を見ることができた。並木道の木々は葉を落とし切って、大部分が枝を残すのみだ。深呼吸して空気を吸い込むと、病棟内よりずっと冷たく、不純物が少ないように感じた。おしゃべりを続ける私たちの口元からは、ほんのりと湯気が立って風に流れる間もなく消えていった。


歩くうちに、レンガ道の左手に運動場が見えてきた。そのまま歩き続けると、レンガ道は背の高い垣根に遮られた。どうやら病院の敷地の端まで来たらしい。紅野さんは左へ曲がり、今度は垣根沿いの芝生道を歩き始めた。この芝生道も、一〇〇メートル以上あるように見える。広い庭園だとは聞いていたが、実際に歩いてみると本当に広い。道の先に目を凝らすと、白色の背の高い柵のような物がかすかに見えた。おそらく病院の敷地の一番外側を囲っている柵だ。

「美晴《みはる》ちゃんは、どうしてここに入院してきたの？」

紅野さんは立ち止まり、唐突に言った。これまで、仲の良い患者同士でも病名を明かし合うことはなかったので、紅野さんの言葉にとても驚いた。何と答えようか考えあぐねていると、紅野さんは話し始めた。

「私はうつ病で入院したの。入院したての頃は、ずっとぼーっとして何にもできなかった。気力が湧かなくて……。テレビも観《み》れないし、本だって何が書いてあるかわからなくて読めなかった」

当時を思い出しているのだろうか、紅野さんは空を見上げたまま話した。私が知っている紅野さんは、控えめな性格だが楽しげに話す明るい人で、そんな姿は想像できない。

「だから今、美晴ちゃんとこうして散歩できてることが嬉《うれ》しいの。この病院はお医者さんも患者さんも親切だし、良いところよ。美晴ちゃんもきっと良くなるわ」

紅野さんは私に向かって柔らかく微笑み、再び歩き始めた。

芝生道を半分くらいまで行くと、紅野さんは「そろそろ帰ろう」と言って踵《きびす》を返した。私は後ろ髪を引かれながら、その背中を追った。

北三病棟に戻り血圧を測ると、久しぶりにたくさん歩いたからかいつもより高かった。この日から、朝食後に紅野さんと一緒に散歩に行く日課ができた。

＊　＊　＊

ベッドで休んでいると、紅野さんが私を手招きして呼んだ。

「これ、あげる」

私の手を包むようにして渡された小さな和菓子が、やけに重く感じた。


その日の夕方、面会室に行くと母と父がいた。面会に来るのはいつも母だけなので、父が来るのは久しぶりだ。私は、母から新しい着替えの入った紙袋を受け取って胸に抱えた。

「今日ね、同室でよくお世話になってる紅野さんから和菓子をもらったの。それが原因で……ちょっと泣いてしまって……さっきまで、柏木《かしわぎ》さんに話を聞いてもらってたの」

入院してから、自分の病気について両親に詳しく話したことがなかった。面会室で顔を合わせると、口から出てくるのは仲の良い患者のことや、日々の何気ない出来事ばかりで、入院しても元気に見えるように振る舞ってしまう自分がいた。

しかし今日は、どうしても伝えたいことがあった。

「紅野さんが好意で、和菓子をくれたことはわかってる。でも、もらった和菓子を見ていたら、『食べろ』って責められている気がして、だんだん耐えられなくなってきて……。紅野さんは私を太らせようとして和菓子をくれたんじゃないかって、怒りが湧いてきて、壁に和菓子を投げつけちゃったの。……ぐちゃぐちゃになった和菓子を見たら、罪悪感が一気に押し寄せてきて……こんな、片手に収まる小さな和菓子も食べられないなんて、自分が情けない……」

話しているうちに、自分が少し興奮していることに気がつく。頭の端でそのときの映像を流しながら、さらに続けた。

「私は、食べるのが怖いの。食べたら太ってしまうんじゃないかって、不安で仕方がないの。何か一口食べるのも勇気が必要で、食べた後も一日中食べたことを後悔してる。家にいたときもそうだった。いつもいつも、怖かった。我儘《わがまま》を言ってるんじゃない……。頑張ればできるとかじゃないことなの」

入院する前は、恐怖の波に流されて、自分に向けられる全てを跳ね除けることしかできなかった。耳を塞いで目を瞑《つむ》って、自分を守った。しかし、北三病棟の人たちと一緒に過ごすうちに、やっと自分の目を開けて、病気がどんなものなのかを考えられるようになった。

「私と――お母さんたちは違う。本当に、食べられないの。身体が嫌がって普通でいられないの」

まだ言葉にするには不十分かもしれないけれど、両親に私の見ている世界を知ってほしかった。

「上手く説明できなくてごめん。でも、病院で食事をして、少しずつわかってきたの。家では……本当にごめんなさい」

父と母は何も言わず、こちらを見つめている。もっと伝えるべきことがある気がしたけれど、他に言葉が見つからなくて俯《うつむ》いた。自分の黒いジャージの生地を見つめているうちに、急に怖くなった。もしかしたら、おかしいことを言ってしまったのかもしれない。拒絶されないだろうか。

紙袋を抱きしめていた手に、母の掌《てのひら》が重なった。母の掌に包まれた皮膚が温かさを感知すると同時に、自身の指の冷たさが異様に浮き上がるように感じた。

「皆待っているから、早く帰ってこい」

父のはっきりとした声が、頭の上に降ってきた。そこから伝染するように、全身が温まっていく。

——わかってもらえた。伝えられた。

心に喜びが満ちる。それだけで、何でもできる気がした。

その日の夕食は魚の蒲焼《かばや》きだった。油っこい食べ物はまだ苦手だし、食後の胃痛は辛《つら》いけれど、今日の私は無敵だから大丈夫だ。

＊　＊　＊

外出許可が出てから、紅野さんとの散歩の他にも、時折一人で庭園に出かけるようになった。レンガ道を途中で右に曲がり、細い小道を少し歩くと、デイケア用の園芸場がある。園芸場の周りに設置されているベンチで、日向《ひなた》ぼっこをするのがお気に入りだった。

その日は天気が良く、日差しの当たる身体の表面が温かかった。耳を澄まし、風に揺れる葉が茎に擦れる乾いた音を楽しんでいると、その中に突然低い音が混じった。不思議な音はレンガ道の方向から聞こえてくるようだ。音を辿《たど》り小道を引き返すと、レンガ道の向こうの東屋の中に、大柄な男性が立っているのが見えた。

私は彼を知っていた。母にあげる花束を作っていたとき、談話室で話しかけてきた患者の一人だ。そのときの彼は、大きな身体を猫背に丸め、小さな声で話す控えめな人だった。しかし、目の前の彼は、別人のように屋根の下に背筋をピンとのばして立ち、顎を天に突き上げて叫んでいた。〈う〉と〈お〉が混じり合ったような音を、息継ぎも声の揺らぎもなく、それ以外の行為や感情を忘れてしまったかのように彼は発し続けた。

私は、そっとその場を離れて小道を引き返した。ベンチに座り、目を閉じて耳を澄ます。彼の声は、まるで狼《おおかみ》の遠吠《とおぼ》えのようだ。脳に深く響く心地良い音をしている。

北三病棟の患者たちと私は、挨拶を交わし、食事を共にし、たわいのない話をして、同じ病室で眠りに就いた。特別なものは何もないのに、なぜか彼らとの日々に癒されている自分がいた。それは、私たちが日常に傷ついて疲れ果ててしまった者同士だからかもしれない。病棟に流れるゆるやかな哀愁が、私たちに不思議な繋がりをもたらしていた。

深く呼吸する。音はなくても、心臓が脈打っているのがわかった。私には、心臓があり、口があり、手があり、足があり、身体がある。そんな風に思えるこの時間を、愛《いと》おしく思った。

2 ここに来た理由

入院二十日目。面会室の扉を開くと、母と父が迎えてくれた。挨拶を交わしていると、背後の扉が開く音と数人の声が聞こえた。少し首を回して横目で様子を窺《うかが》うと、案内役の看護師の後ろに、四十代後半くらいの男女が入って来るのが見えた。女性はパジャマを着ているので、私と同じ入院患者だろうが面識はない。

彼らが私たちとは反対側の部屋の端に座るのを確認し、視線を戻した。面会が他人と重なったことは一度もなかったのでつい見つめてしまったが、あまり長いと失礼だ。

父に家族の様子について聞くと、「何も変わったことはないよ」と簡素な答えが返ってきた。私はこういうとき、何がどう変わっていないのか、ちゃんと言葉にしてほしいと思ってしまう。変わらない日常でも、私たちはたくさんのことを感じているはずだ。「何もない」なんて一言で終わらされて形にされなかったものは、どこに行けばいいのだろう。私はそれが少しやりきれない。

私は入院生活のことを話した。大きな事件はそうそうないが、患者との会話や出来事などの小ネタなら尽きない。しばらくして面会時間の終わりが近づき、私たちは席を立った。

「頑張るね」

「無理し過ぎないようにね」

「うん」と答えようとしたとき、「せっかく入院したのに帰ってくるな！」という大きな声が響いた。その声は私たちの反対側の、四十代後半の男女から聞こえてきた。二人は椅子に座って向き合ったまま、声の主である男性が目を吊《つ》り上げ、女性は俯いている。二人の間に流れる険悪な空気に、私たちは足早に面会室を出た。扉の前で、改めて両親と向き合う。

「またね」

「早く帰ってこいよ」

そう言う父の目には揺らぎがない。声が少し力強いのは、先ほどの出来事のせいだろうか。

私は父の発言に対して少し考えた。正直まだ家に帰りたくないし、早く帰ることが互いのためになるとは思えない。家族にとって私が重荷になるのは明白で、現在も精神的、肉体的にダメージを与えている。私たちは距離をおくべきだ。

それでも、「早く帰ってこい」と言ってくれる両親を温かい人たちだと思う。こう言ってくれるからこそ、自分は家に帰ってもいいのだと思える。

「うん。ありがとう」

私はとても幸福な子どもだ。

並んで話す父と私を、母はじっと見つめていた。そしてぽつりと言う。

「改めて見ると、あんたたち鼻がそっくり」

姉と父は似ていると言われていたが、私はどちらかというと母親似だと言われていた。父に似ていると言われたのは、これが初めてかもしれない。

＊　　　＊　　　＊

「調子どう？」

夕方に私のベッドのカーテンから顔を出した黒田先生は、いつもと違うことを言った。

「今日は別のところで話そうか」

案内されたのは、入院部屋とは別の階にある、テーブルと椅子だけが並べられた会議室のような部屋だった。勧められた席に座ると、テーブルを挟んだ正面に黒田先生が座った。黒田先生は持ってきたいくつかの書類を確認してから、私の方を見た。

「白米が１３５グラムになってから残し気味だったけど、この一週間は完食しているね。頑張ったね」

黒田先生に褒められたのが嬉しくて、私は思わず笑みを浮かべた。

「美晴さんが入院して三週間が経《た》った。その間、苦手な料理も我慢して白米の量も増えた。そろそろ、治療を次の段階に進めようと思う。これから徐々に一日の食事カロリーを、１２００～１４００キロカロリーになるように調節していこうと思っているんだけど……いいかな？」

喜びに浸っていた心が、急速に萎《しぼ》んでいく。いいかと聞かれたって嫌に決まっているじゃないか。「嫌だ」と口に出す根性もないけれど。

「君にとっては、この変化は本当に辛いと思う。でも、今が正念場だ。これを乗り越えられたら、君は大きな壁を一枚突破できる」

「黒田先生……食事が増えたら、急に太ったりしないでしょうか？」

１４００キロカロリーなんて、もう何か月も摂《と》っていない。未知の領域すぎて、自分がどうなってしまうのか想像がつかない。

「……ものすごく太ったら、恨みます」

「ぐ…………………保証する」

黒田先生の顔は、いつもより眉が寄って目が細められていて、長い「……」の後の言葉を口にするのに苦労したことがはっきりと現れていた。嘘《うそ》を言うならもっと上手に騙《だま》してほしいけれど、そんな正直な黒田先生だから信じて身を任せられるのだ。安心させるために適当に聴き心地の良い言葉を並べられたら、私は治療を受け入れることなく食べるのを諦めてしまっただろうから。

「黒田先生、私考えたんです」

「何を？」

「私が拒食症になった理由」

「どうしてだと思うの？」

「姉との差が辛かったんだと思います」

入院生活の間、自分がどうしてこうなったのかずっと考えていた。見つけたのは、幼い頃から心に蔓延《はびこ》っている昏《くら》い気持ちだ。自分の卑屈で嫉妬深い部分を曝《さら》け出して幻滅されるのは怖いけれど、最初に黒田先生に話したかった。

「私と姉は二歳差で、小中高と同じ学校でした。姉はすごく美人なんです。あまり自己主張するタイプではないけど、周りが放っておかないんです。学校でも噂《うわさ》はよく聞きました。姉は、ダンスとか音楽とか、人前に立つこともしてたから尚更。『お姉ちゃん美人だね』って友達に言われるたびに、『それに引き換え妹のあなたはブスだね』って言われているような気がしました。姉とは好みが似てたから、服とか部活とか被《かぶ》ることがよくあったんですけど、姉と比べられるのが嫌で、色々なものを諦めました。中学三年生の夏に急に太って、自分がもっと醜くなった気がして不安になりました。華奢《きゃしゃ》で美人な姉と、太っていて醜い私。顔は変えられないけど、せめて痩せれば……マシになれると思って……」

こんなこと、周りにとっては至極どうでもいいことなんだろう。私の容姿なんて、話題に上がる価値もない。気にし過ぎだ、それが正解。でも私にとっては、自分の全てを決定づけるくらい重いものなのだ。

「君の容姿は、気にするほどじゃないと思うけど……」

「私と姉は違う。立っているだけでも、価値が違うんです」

黒田先生の声に覆い被さるように言葉を重ねた。黒田先生は考えるように黙って、「話してくれてありがとう」と微笑んだ。


北三病棟に戻る途中、何とも言えない心地だった。ふわふわするけど、自分の身体が重いことを自覚してしまうような、変な気持ち。黒田先生はしっかりと聞いてくれたし、励ましてもくれた。やっと言えたというかすかな達成感はあったが、少し拍子抜けだった。言えば変わるような気がしていたのだ。例えば、拒食症が一気に治ってしまうような、そんな革命的な何かが。でも、何も変わらなかった。

自分の病室に戻ると、窓辺に紅野さんがいた。近づくと、紅野さんは振り返って私の頭を撫《な》でた。紅野さんにこうされることは今までにも何度かあって、最初は驚いたけれど今はもう慣れてしまった。

紅野さんと初めて会ったときから、容姿や背格好はまるで似ていないというのに、自分の祖母と重ねていた。彼女もきっと、私を孫のように思っているのだろう。私たちは、ここにいない誰かとお互いを重ねて癒やし合っている。

頭の上に意識を向けると、紅野さんの手があまりに温かくてなぜだか泣きたくなった。

＊　＊　＊

庭園の散歩から帰ってくると、北三病棟の入り口から出てくる雨宮《あまみや》さんと鉢合わせた。

「お出かけですか？」

声をかけると、雨宮さんはお菓子を買いに行くと言った。

「美晴ちゃんは散歩行ってきたの？」

「はい。庭園に座ってぼーっとしているだけでも、落ち着くんです」

「この病院の庭園なんかいいよねぇ。サックス吹いたらすごく気持ちいだろうな〜って思うよ」

「サックス？」

突然現れた名前に、一瞬頭が真っ白になった。

「サックスって……楽器の？」

「そうそう。僕ね、楽器の先生をしてたんだ」

「すごい！　サックスを教えてたんですか？」

「仕事では主にピアノかな。何人か生徒がいて、彼らの要望に合わせて色んな曲を教えてたよ」

音楽について語る雨宮さんは、いつもの落ち着いている印象から離れて、少し興奮しているように見える。教室の雨宮さんは、きっと熱心な先生なのだろう。

「入院してからずっと楽器を弾いてないから、時々無性に弾きたくなるんだよなぁ」

「雨宮さんの演奏聴いてみたいです！　庭園で演奏会とかできたら、素敵だろうなぁ。皆も喜ぶと思います」

妄想の止まらない私に、雨宮さんは「ありがとね」と照れ臭そうに返した。

「僕はね、入院する前に……色々、上手くいかないことがあって。精神的に不安定になってしまったんだ。不安で仕方がなくて、じっとしていることができなくて、常に動き回っていたよ。歩いて歩いて……次第に睡眠や食事もままならなくなって、それでもやめられなくて、気づいたら15キロ体重が落ちてた。それでここに入院してきたんだ」

言葉を淡々と繋げる雨宮さんは、遠くの床をぼんやり見つめていて、私と視線が交わらない。

「でも美晴ちゃんの姿見て……、僕も頑張らなきゃって……思ったんだ。待ってくれている生徒さんもいるから、退院して仕事に戻りたい。そのために体力つけなきゃいけないから、今自分を太らせている最中なんだよ」

雨宮さんは「急にこんなこと言ってごめんね」と小さく笑った。私にとって雨宮さんは、入院当初から一緒に食事をしている近しい人だ。雨宮さんは自分から話題を作るというよりは、話に乗ったり笑ったりすることが多く、彼の過去について聞くのは初めてだった。いつも優しげで穏やかな雨宮さんも、やはり苦しみを抱えてここにいる。そして、今ももがいている最中だ。

「私もそうです。食べられる量を……少しずつ増やしている途中です。生きるには体力がいりますからね」

「本当にね。そのためには病院食以外にも食べないと。お菓子とコーヒー牛乳を買い溜《だ》めしてくるね」

「またコーヒー牛乳ですか⁉　本当に好きなんですね」

「好きだよ。甘くて、高カロリーだからね。毎日欠かさず飲んでるよ」

そうか、レジ袋いっぱいのコーヒー牛乳は、彼のあがきの一つだったのか。大量のコーヒー牛乳をベッドの横に並べ、必死で飲んでいる雨宮さんの姿を想像したら、何だかおかしくなってしまった。

「じゃあ、いってきます」

雨宮さんが小さく手を挙げて、エレベーターに乗り込む。扉はすぐに閉まり、雨宮さんの姿は銀色に隠された。エレベーターのメーターが「１」を示して動かなくなっても、その場に立ったまま雨宮さんを見送り続けた。

3 救世主

入院二十四日目、黒田先生は衝撃的な発言をした。

「一時帰宅?」

私は言葉の意味がわからず、復唱した。

「年末年始は、一部の患者さんに一時帰宅をお願いしているんだよ」

家に帰る? この状態で?

予想外の事態に、頭が全くついていかない。以前黒田先生は、「1600キロカロリーの食事ができたら退院」だと言っていた。私の食事はそのカロリーに届いていなかったので、家に帰るのはずっと先だと思い込んでいた。

「美晴さんの場合は良いタイミングかもしれない。家で短期間生活してみて、心や身体を慣らしていった方が退院後の不安も少なくなると思うよ」

「ね、年末って、いつからですか?」

「まだ確定していないけど、一週間後からの予定だよ」

「どど、どれくらいの期間ですか?」

「一週間くらいかな。ご両親には、こちらからしっかり説明するから大丈夫だよ」

「……わかりました」

私は頷《うなず》いた。我儘を言って、黒田先生に迷惑をかけるのは嫌だ。

こうして、私の一時帰宅が決定した。


一時帰宅、重い言葉だ。私は、拒食症が完全に治ってから家に帰るつもりでいた。完全に治るというのがどのような状態か具体的にイメージできていないが、食事への嫌悪感をなくすのが最低ラインだと思っていた。あと一週間で、自分がそれを突破できるとは到底思えない。

正直なところ、私が現在食事をできているのは、〈病院食〉という要因がとても大きい。同じ食事でも、〈病院食〉と〈家の食事〉は、私にとって全く違う意味がある。〈病院食〉は、治療の一環であり、黒田先生や柏木さんの献身的な支えもあって、食べてもいいと自分を納得させやすかった。しかし、〈家の食事〉は食べるという重罪を犯すことと同義だ。この考えは、入院生活の間に薄くなってきたが、まだ根深く心にある。

今の状態で家に帰り、母が作った食事を拒絶してしまったら――一時的な拒食ならまだいい。もしまた以前の、独り部屋の中で、膝を抱え頭の中の声に責め立てられる感覚に戻り、病院食すら食べられなくなったら、もう一度立ち上がる気力を持てるのだろうか。

未来の悪い映像が頭を駆け巡って、何も手につかなくなった。肺の辺りに重い不安が渦巻き、首から胸にかけて掻《か》きむしった。黒田先生や柏木さんにこの気持ちを全て話して、不安を取り除きたい。入院してから、この方法で何度も自分を保ってきた。しかし退院したら、二人と頻繁に話すことはできなくなる。

人の不安には果てがない。一つの不安が去っても、必ず別の不安がやってくる。私は不安になるたび、頼れる誰かを探して、ずっとそうやって不安を誤魔化《ごまか》し続けて生きていくのだろうか？

ベッドから立ち上がり、箪笥《たんす》から日記帳を取り出した。日付の下に〈約束事〉と書き、次の行に〈不安について他人に話さない。一人で悩む〉と続けた。

黒田先生が言うように、これは良い機会なのかもしれない。他人と共有することで安らぎを得られても、現実は変わらない。一時帰宅までの約一週間、自分一人の力で不安に向き合ってみよう。このまま他人に甘え続ければ、一生拒食症に負ける気がする。

この日から一週間、日記に不安を吐露することすら禁じた。書いたのは、4日目に〈自分に甘い。〉、最終日に〈怖い。〉だけだった。

＊　＊　＊

久しぶりの家は、広い庭も、玄関の形も、匂いも、記憶のままだった。

「おかえり」

玄関に出迎えにきた祖母が言った。「ただいま」と返事をすると、祖母は笑顔になった。私が帰ってきたことを喜んでいる様子に、胸を撫で下ろした。

居間に行くと、部屋の中央に置かれたこたつに祖父と姉が座っていた。私は二人によそよそしく挨拶をした。まだジクジクと罪悪感が胸を焦がして、二人の顔を直視できなかった。

病院での治療を無駄にしないためには、自分の精神をなるべく変化させないことが大切だ。自分を刺激しないよう、食事は自分の部屋で一人で食べて、家族との会話も慎重に行った。それが功を奏したのか、大きな問題が起こることなく時間は順調に過ぎていった。


一時帰宅の最終日の夜、部屋の前の廊下に立って外の景色を見ていた。窓の外はほとんど闇に塗り潰されているが、聳《そび》え立った山の表面だけが群青色に浮かび上がっている。

「そんなところにいて寒いだろ」

廊下の先の方から声がして目をやると、父が私の方に向かって歩いて来ていた。

「明日病院に戻るのか。家に帰ってきて、少しはゆっくりできたか？」

「うん。ありがとう」

「そうか。また病院に会いに行くからな」

「うん」

古くなって軋《きし》む廊下の床板は、スリッパを履いていても酷《ひど》く冷たくて、足の指が悴《かじか》んで痺《しび》れてきた。

「お父さん、私はまた家に帰って来られるかなぁ」

一つ食事を終えるたび思う、次も今と同じ気持ちでいられるだろうかと。いつか本当に食べるのが嫌で堪《たま》らなくなってしまうんじゃないかと、いつも怖かった。この瞬間、心が変わらないなんて誰にも言えない。私は拒食症になりたくてなったのではなく、いつの間にかなっていたのだ。それと同じ瞬間が来ないことを保証できる術《すべ》がない。少なくとも今の私の中にはない。

「病気なんて俺が治してやるから」

父が急に私の両肩を摑《つか》んで言った。窓の外を向いていた視線が、父の顔に切り替わる。父は真っ直ぐに私を見つめている。

「だから、な」

私は返事もせずに、ただ泣いた。涙が溢《あふ》れて止まらなくて、立ったまま拭いもせずひたすら泣いた。父は私をとても心配していて、本当に治してやるという思いでそう言ってくれたという事実がとても嬉しくて、それ以上に悲しかった。

だってあまりに残酷じゃないか。父はこれほど思ってくれているのに、私たちが立っている場所はこんなにも違う。父は私の病気についてわかろうとしていない。私が置かれている状況や気持ちを飛び越えて、この言葉に至ってしまった。面会の日、両親に拒食症について

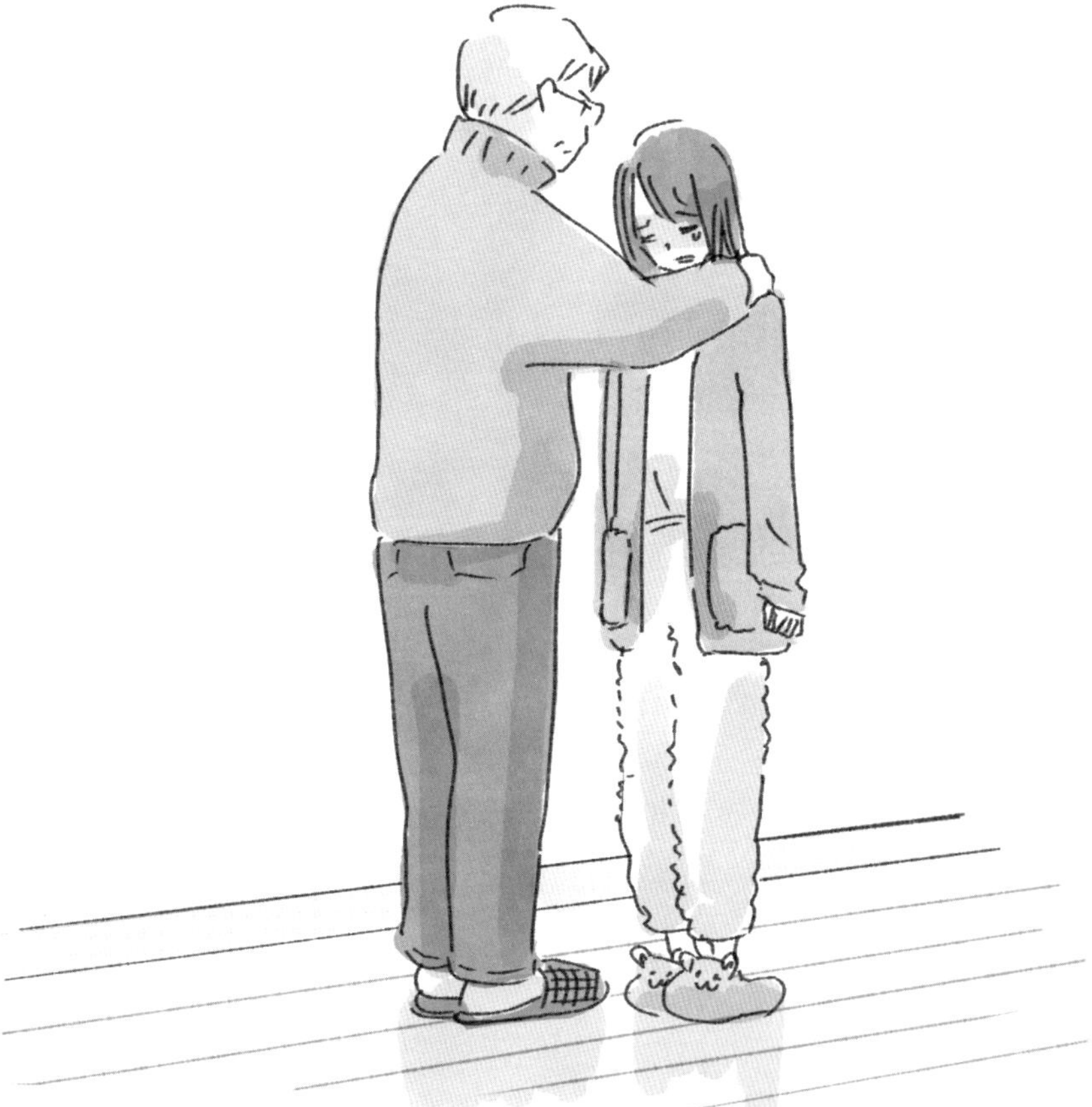

話したとき、自分の全部を伝えられたと思った。あの日の返答が、これか。

私たちはわかり合えなかったんだ……。

その事実がただただ悲しくて、涙が止まらなかった。

そうして泣きながら、自分の悲しみがもう一つ別にあると気づいた。心のどこかで、誰かにそう言ってほしいとも望んでいた。漫画に出てくる救世主のように、誰かにどうにかしてほしかった。このかなしい地獄を、誰かに背負ってもらえるのではないかと期待していた。

でも、実際に言葉にされたとき、残ったのは不可能という事実だけだった。甘い余韻もない。私はなんて甘えた子どもなんだろう。実際にほしい言葉を与えられても、どうしようもない。誰も救ってくれなどしないし、生きている世界が変わるわけでもない。私は私がどうにかするしかない。

ああ、どうして、優しい言葉をもらった嬉しさよりも早く、悲しさに気づいてしまったんだろう。せめて少しの間、愚かに喜んでいたかった。

手で涙を拭って、滲《にじ》んだ父を見つめて言った。

「お父さん、私、頑張るよ」

「待ってるから、帰ってこい」

私を立ち上がらせることができるのは、私しかいないんだ。帰ろう。私を想ってくれる人たちがいる、この家に。自分の力で。

看護師の後について北三病棟の白い門を潜《くぐ》ると、自分のベッドに荷物を置いてすぐに談話室に向かった。談話室にはすでに多くの患者たちが集まっていて、いつものテーブルには私以外のメンバーが揃《そろ》っていた。

「明けましておめでとうございます」

新年の挨拶を交わす患者たちの顔は、一時帰宅の前と変わりないように見える。皆笑っているけれど、彼らにどのようなドラマがあったのか、私は知らない。

＊　＊　＊

年明けから新しい習慣を始めた。食堂に日記帳を持ち込んで、自分の食事を記録するようになった。全ての料理を、入っている具材の種類や数まで詳細に記した。食べる前に急いで描くので、イラストはどれも落書きのようなタッチだ。イラストの横には、荒い文字で短い文章を書いた。

〈これくらい食べても大丈夫！〉〈量が多い……。〉〈まだいける。〉

これは、未来の私のための献立だ。いつか感情の波に呑《の》み込まれてここで得たことを見失ってしまったとしても、自分がこれだけ食べられる身体だという証拠を残しておけば、また戻って来られるかもしれないから。

4 食べることは生きること

年明けから、北三病棟に新しい患者が入院してきた。看護師に連れられて食堂に入ってきたのは、二十代前半くらいの女性だった。北三病棟の平均年齢と比べると、圧倒的に若い。もしかしたら、私の次に若いかもしれない。

「草刈《くさかり》と言います。よろしくお願いします」

彼女の声は張りがあり、私たちを見渡す瞳も揺らぎがない。この病棟ではあまり見たことがないタイプの人間だ。

草刈さんは自己紹介を終えると、私たちのテーブルの方向に一直線に歩いてきた。

「一緒に食べてもいいですか？」

草刈さんはそう言って微笑む。私たちは突然のことに少し面食らいながら、「どうぞ」と空いている席を勧めた。草刈さんは私の二つ横の椅子に腰を下ろした。

私たちはそれぞれ簡単な自己紹介をした。久しぶりに歳《とし》の近い人間と会話するからか、何だか緊張してしまって上手く話せなかった。

草刈さんは第一印象通り社交的な人で、話を盛り上げるのが上手だ。初対面同士でぎこちなかった食卓の空気は、草刈さんのおかげですぐに温まった。

　会話の途中、草刈さんが唐突に言った。

「私、摂食障害なんです」

　時間が一瞬止まったと勘違いしそうなほど、衝撃的な言葉だった。草刈さんが初対面の私たちに、しかも他の患者にも筒抜けの食堂で、自分の病名を突然明かしたからだ。しかも、私と同じ病気だった。

「一度退院したんだけど、またぶり返しちゃって。今度こそちゃんと治したいと思って入院したんです」

　草刈さんは明るい口調のままそう続ける。そんな彼女に、紅野さんたちは少し戸惑いながらも、「頑張ってね」と声をかけた。私は何も言えず、曖昧な笑顔を貼りつけることしかできなかった。

「ありがとうございます」という草刈さんの言葉を合図に、食卓の空気はすぐに淀《よど》みなく流れ出した。私は、そっと草刈さんのことを窺い見た。

　草刈さんは細身だが、手足や胴にはしっかりと厚みがあって、骨が浮き出るほど痩せているようには見えない。食事の仕方も、口に入れる前に躊躇《ちゅうちょ》したり、何を食べるかずっと迷っているような素振りはない。何より、食事をする草刈さんはとても自然だ。少なくとも私にはそう見える。

しばらくして草刈さんは食事を終えた。席を立ち、私たちにまたにこやかに尋ねた。

「これからも皆さんと一緒に食べてもいいですか？」

草刈さんの要望は当然受け入れられた。私は、草刈さんが食事メンバーになることに正直気が進まなかった。草刈さんが病名を口にしたとき、小さく芽生えたのは仲間意識ではなく対抗心だった。〈摂食障害の草刈さん〉より、痩せていなくてはならないと思った。食事を共にすれば、彼女の食事が気になって仕方がなくなることは明らかだった。

＊　＊　＊

談話室で休んでいると、「知ってる？」と一人の患者が私に声をかけてきた。その話を聞き終わると、すぐに自分の病室へ向かった。

「紅野さん、退院するって本当ですか？」

窓辺に立っていた紅野さんが、私の声に振り向く。私は信じられない思いでいた。紅野さんは入院して初めて会った患者で、いつも一番近くで見守ってくれたもう一人の祖母のような存在だ。急速に育った寂しさが、胸を衝《つ》き上げるように私を急《せ》かした。

「そうなの。今週中には退院して、これからは自宅でゆっくり休もうと思うの」

そう言った紅野さんの顔があまりに嬉しそうで、言葉に詰まった。紅野さんには待っている人がいる。伝える言葉を間違えてはいけない。

「おめでとうございます。元気になって、本当に良かった」

「ありがとう」

紅野さんの心の中は、家へ帰る喜びと、未来への期待に溢れている。紅野さんがここからいなくなる――彼女にとってこれ以上に幸福なことはないのだ。

数日後、紅野さんが退院する日が来た。大きな荷物を抱えた紅野さんの周りを、いつもの食事メンバーが囲み、口々に別れの言葉を送った。私は何度もお礼を言った。紅野さんはただ「ありがとう」と返し、嬉しそうに微笑んでいる。

「紅野さん、さようなら。お元気で！」

紅野さんは最後に私たちに小さく手を振り返し、看護師に手を引かれて白い門を出ていった。扉はすぐに閉まり、辺りは急に静かになった。

私たちはすぐに解散し、私は自分の病室に戻った。私の向かいにある紅野さんのベッドは、カーテンやマットなどが片づけられて金属の骨組みだけになっている。伽藍堂《がらんどう》になったベッドをしばらく眺めているうちに、無性に庭園に行きたくなった。

身体は自然と、紅野さんと毎朝歩いた散歩道を辿っていた。レンガ道の突き当たりで左に曲がり、垣根に沿って芝生道を行く。いつも途中で引き返す地点を通り越し、病院の周りを囲っている白い柵まで来た。

金属製の柵に手をかけ、張りつくようにして格子の間から四角の世界を覗《のぞ》き見た。そこには道路があって、車が数台通り過ぎていくのが見えた。季節は冬のはずなのに、コンクリートから数十センチ上の空間が、蜃気楼《しんきろう》のように揺らめいている。

道路の両側には何件か住宅も見えた。もし、その中の一つの窓からこちらを覗いている人がいるとしたら、私の姿はどう見えるのだろう。近隣住民は、ここがどういう場所か知っているだろうから、外に出ることを夢想する脱獄願望者とかだろうか。

入院してから、自分でも驚くほど、外の世界を思い出すことはなかった。失った娯楽を惜しいと思ったこともない。友達も、家族さえも、どこか希薄だった。私は柵に囲われたこの世界に、何かを満たされていた。もしかしたら十六年間生きてきて初めて、この、何かを満たされたのかもしれなかった。

柵から手を離し、背を向ける。目の前に広がるのは、木々と運動場、その奥に白い診察棟と入院病棟だ。私は来た道を足早に引き返した。

＊　＊　＊

一時帰宅から三日後くらいに、食事量が増えた。副菜や汁物は前と同じく二分の一の量だが、白米と主菜が他の患者と同じ量になった。

ついに、1400キロカロリーの食事が本格的に始まったのだ。一時帰宅で私の体重が減ってしまったらしく、黒田先生は少し焦っているようだった。

主菜は高カロリーでボリュームがあり、一番抵抗のある皿だ。その主菜を食べ切るのも辛いが、それよりも他の患者の食事と比較できるようになったのが問題だった。

自分の方が多く盛られているように見えたり、他人が食べ残しをしているのを見ると、理不尽に思えて仕方がない。「自分が他人より多く食べている」ということをはっきり見せつけられると、元々感じていた〈食事をする自分への罪悪感〉が大きく膨れ上がって、酷く苛立《いらだ》った。

それに拍車をかけたのが、雨宮さんと草刈さんの食欲がないことだ。最近、二人は食事を残すことが増えた。以前はそんなことはなかったので、私の知らない事情があるのかもしれない。いや、そもそもどう食べるかは他人の勝手で、私にとやかく言う権利はない。けれど、私が長い時間をかけて皿と向き合っている横で、食べ残しをしたまま席を立つのを見ると、『もう一人の私』が二人を責める言葉が心の中に響いて仕方がない。

この苛立ちや『声』は頭痛がするほど強く、押し込めるのに多くの体力を消費した。

一時帰宅から五日目の主菜は、グラタンだった。見つめていると、以前なす術もなく泣いた記憶が蘇《よみがえ》る。あのときは、結局スプーン数口しか食べられなかった。グラタンなんて見たくもないのに、主菜の量が倍に増えてから出るなんて運が悪い。

食べようとすると、過去の強烈な嫌悪感が頭をよぎってスプーンを置いてしまう。自分の力で家に帰るなら、このトラウマは克服しなければならない。今の私なら確実に以前より食べることはできるだろうが、〈食べ切る〉ことができるかどうかは話が別だ。

私にとって、皿の中身を〈少し残す〉か〈食べ切る〉かは天と地ほどの差がある。この二つのカロリー差は数十キロカロリーくらいだろうが、食後に襲ってくる後悔や不安の大きさが全く違う。痩せるという使命に背き、そのための努力を全く行わなかったことを繰り返し責められる恐怖を払拭して、〈食べ切る〉選択をするのは大きな覚悟が必要だった。

『チーズだけ残せば？』

不意に、『私』の声が聞こえた。

『カロリーが高い物だけ残そうよ。〈チーズが苦手だから食べられなかった〉ってことにすれば、言い訳として格好がつくでしょ』

『私』はいつも、不安から逃れる狡《ずる》い手口を囁《ささや》いてくる。

「私の力で立とうと誓ったのに、こんな……逃げるみたいなこと、良くない」

『何言ってんの。食べるなって言ってるんじゃないんだよ？　ちょっと残すだけだよ。それだけでも、十分成長した証明になる。頑張ったねって言ってもらえるよ』

「駄目だよ。私が逃げたことの、一生の証明になる」

私はスプーンを持ってグラタンを掬《すく》い、口に入れた。

『いいの？　全部食べたら……太るよ』

もう一口食べた。

『太って、すっごく後悔するよ、絶対』

「少し残すことで安心感を得るのを繰り返して……私はこの病気を克服できるの？　こういうことを続けていたら、未来の私の足を引っ張ることになるかもしれない」

『食べ終わった後の不安から、誰よりも逃れたいくせに。怖いんでしょ。またベッドの中で、ずっと不安を感じなきゃいけないのかぁ。今日の不安は、いつも以上に大きいだろうね。怖いだろうね』

「やめてよ！　不安にさせないで」

『じゃあ、少し残せば？』

私はスプーンを置いた。

「どれが正しいの？　何を選ぶのが正解？」

『正しさを私に聞く？　わかんないよ、そんなの。でも確実に、食べない方が不安は少なくて済むよ』

「……惑わさないで。『私』だって、治したいでしょ？」

『そもそも、どうして私だけ残しちゃいけないわけ？　雨宮さんと草刈さんだって、残してるじゃない。皆やってることだよ。馬鹿正直にならないで、上手く立ち回ればいいんだよ』

またスプーンを持ち、グラタンを掬い上げかぶりついた。

「駄目だよ。今日は、残したら……駄目だ」

『考え過ぎだよ。今度、食べ切れば同じだよ』

「同じじゃない。今、ここで、これを食べ切ることに意味があるの」

『意味なんてないでしょ。こんなの、毎日三回やってるうちの、取るに足らない一回。その一回頑張ることに何の意味があるの？　食べたって明日も苦しい、同じように何度も！　人間は簡単に変わらないって、思い知ってるでしょ』

「トラウマだったグラタンを、今日全部食べる。私はいまだにグダグダ悩む、情けない奴だけど、色々なことがあって、別の結末を選べるようになった」

『食べ切れたとしても、明日も変わらず地獄が来るのに？』

「それでもやる。何度でも、やる。この一回が、何かが変わる、最後の一回になりますようにって願いながら。……それ以外の方法を知らないの」

『本当、馬鹿だよね』

「うるさい」

なんて、世界で一番どうでもいい言い争い。グラタン一皿を完食するか残すかなんて、他の人が聞いたら笑うかもしれない。けれど、それが世界の中心になっているのが、〈拒食症の私〉なのだ。もちろん生まれたときからこうだったわけじゃない。あるきっかけから少しずつ侵食されて、いつの間にか大切なもの全てが入れ替わっている。これまで、それを一つずつ自覚し、葛藤して、組み立て直すのを繰り返してきた。

今日の葛藤の果ては、私の勝利で終わった。空っぽになった皿を見ても、勝利の味なんてしなかった。そこには、少しの達成感と大きな疲労感と、予想外の不思議な実感が残った。私はここで、生きるために仕方なく食べてきた。こんな恐ろしいことを毎日しないといけないなんて、正気の沙汰じゃないと思っていた。

けれど、グラタンを何度も迷いながら食べているとき、突然心に落ちて来るように、食べることそのものが生きることなのかもしれないと思った。

明日には消えてしまうかもしれないけれど、叶《かな》うなら一生忘れたくなかった。

＊　＊　＊

数日後の夕食、私は白米やスープを食べ切って、残りはコロッケだけだった。コロッケは主菜だから巨大だし、雨宮さんと草刈さんは相変わらず皿に食べ物を残したまま席を立ってしまった。『二人は抜け駆けして痩せようとしているんじゃないの？』と耳打ちしてくる『私』を黙らせようと奮闘していたら、ぐったりしてしまった。

食卓に残っているのは、桃井《ももい》さんと私だけだ。私は苛立ちが収まらなくて、隣の桃井さんに愚痴を零《こぼ》した。

「コロッケ……すごく大きいですね」

「そうかな？」

桃井さんは事もなげにそう言って、コロッケを頬張った。その姿がとても幸せそうに見えたから、彼女に聞いてみたくなった。

「あの、変なこと聞いていいですか？」

「変なこと？　なに？」

「桃井さんは、このコロッケの大きさは……普通だと思いますか？」

「これ？　う〜んと、普通だと思うよ。むしろ、もうちょっと大きくてもいいと思う」

「じゃあ、今日の夕食の量は？　普通だと思いますか？」

「うん」

「三食は？　ここの病院食くらいの量を三食食べるのはどうですか？　普通、これくらいは食べるものですか？」

「うん。こんなもんじゃないかな」

「そうですか……。じゃあ、桃井さんはお菓子とか食べたりしますか？」

「うん。時々甘い物が食べたいときがあるからね」

「何を食べるんですか？」

「ケーキとか。好きなんだぁ」

「ジュースは？　飲んだりしますか？」

「うん。紅茶が好きだから、たまに買って飲んだりするよ」

「じゃあ、もし……三食食べた後に、他の物が食べたくなっても、変じゃないですか？」

「変じゃない。少なくとも、私はよくあるよ」

「カロリーは気にならないんですか？」

「気になることもあるよ。でも、それ以上に食べたいって思っちゃうと、食べちゃうね」

桃井さんはどんな質問をしても、「なぜそんなことを聞くの？」とは言わなかった。柔らかな声で、一つ一つ丁寧に答えてくれた。

「変なことを聞いて、すみません」

「ううん。全然変なことじゃないよ」

桃井さんが目を細めて微笑む。口に出して初めて、自分がこんなことを不安に思っていたのだと気がついた。

北三病棟で他人と一緒に食事をしようと決めてから、桃井さんの食べる姿に何度も救われてきた。自然に食べる彼女の姿を真似ることで、口にできた料理もたくさんあったし、その違いから自分の食事への認識との差を見つけることもあった。桃井さんはいつも食卓にいて、私の様子がおかしいときも変わらない態度で接してくれた。そして今、言葉を遮らず、ただ笑顔と肯定をくれた。

「……桃井さん……、私、食べるのが辛いんです……」

隠してきた思いが、自然と口を衝いて出た。

「食べられなくなってから……、自分がどうやって食べていたのか、わからなくなってしまったんです……」

「うん」

「桃井さん、本当に、本当に……ありがとう……」

このときに感じた果てのない安心を、それを感じさせてくれた彼女への感謝を、ありったけ込めて言ったつもりだけれど、思いの深さの十分の一も表現できなかっただろう。ありがとう、ありがとう、きっとどれだけ言葉にしても足りはしないのだ。

その後、私たちは話しながら食事をした。途方もなく多いと感じた油っこいコロッケが、皿の上から嘘みたいに消えていった。

「病院から近くの街にね、おすすめのケーキ屋さんがあるの。すっごくおいしいよ」

「おいしい、ケーキかぁ……。いつか……食べたいなぁ……」

私は〈食べたい〉という言葉を意識的に避けてきた。食事に対して自らの願望を示すことを、とても罪深く感じていたからだ。しかし、このときは自然と口から零れた。

私はこの時間を楽しいと感じていた。この感情は、ノルマを達成できた安心とは全く違う。皿の上の物を、口の中に詰める以上の意味が食事にはあったのだ。

こんな感覚は何か月ぶりだろう。もう感じることは一生ないかもしれないと思っていた。桃井さんと食べるコロッケは、甘味があって、温かくて、サクサクして、確かにおいしかった。飲み込むとお腹《なか》も温かくなった。今までの一口は、カロリーとかどれを食べようとか後悔とかで、頭がひっきりなしに回って、疲労感しかなかったのに。食事とは疲れるものじゃなく、癒されるものだったのか。

桃井さんが笑っている。私も笑っていた。もし私が拒食症じゃなければ、桃井さんとケーキを食べに行く未来もあったのかもしれない。けれど、拒食症でこの病院に入院していなければ、そもそも私たちは出会っていないのだ。

「桃井さん、このコロッケおいしいですね」

「そうだね」

私は、時間をかけてコロッケを食べた。なるべく長くこの時間を味わっていたかった。永遠に終わってほしくない食事なんて、入院して初めてだった。

夜に日記帳を開いた。この日に感じたことを忘れないように、五ページに渡ってなるべく詳細に書き記した。

他の人たちは、本当に〈楽しく〉食事をしている。自分がその心境に至って初めて、認めることができた。そこにはカロリーや太る恐怖を超越したものがあって、彼らは何をどのくらい食べるか決めずに気ままに自分の感情に乗っていく。

私は、他人の食事やカロリーに気を取られて、たくさんのものを取り零していたのかもしれない。

食べる物のおいしさ、会話のおいしさ、もっと多くのものに気づかなくちゃならない。カロリーはただの数字で、食べるのは数字じゃない。お腹が減ったら食べてもいいし、何をどれだけ食べるかも自由にしていい。好きな物を好きと言い、食べたい物を食べたいと言っても許される。食べることに罪悪感を感じている、そんな『私』の規則に従った振りを続けなくてもいい。私は幸せそうに食べていい。

自分の症状に名前がついたとき、私は信じなかった。けれど、そうなってしまったのだと自覚していくうちに、逆にその名前で自分を縛っていた気がする。「私は拒食症だから」、いつしかそんな枠で自分のことを考え、自分の行動がその枠からはみ出ないように無意識に制御していた。

選択は、強い決まりで縛ることで発生するのではなく、自ら選び取るからこそ意味がある。私はもう、自分を縛りたくない。

たくさんのことを教えてくれた、北三病棟の人たちとの食事を大切にしよう。退院まで、一回でも多く〈楽しい〉食事がしたい。

5　扉から出ていく日

「退院の日が一月十八日に決まったよ」

黒田先生は夕方の面談で、そう言った。告げられた日まで一週間もなかったが、私は悲しみも喜びもしなかった。ただ、〈退院〉という言葉の鈍痛を胸に感じていた。

「退院しても治療は終わりじゃないよ。今度は自宅で療養しながら、週に一回通院することになる。僕らも今までと同じようにサポートするから安心してね。退院まで、なるべく体重を増やせるように頑張ろう」

「はい。頑張ります」

鈍痛のせいか、頭が少しおぼつかないまま返事をした。

昼食後に勉強しようと教科書を開いたものの、どうにも落ち着かなくて庭園に出た。

空に浮かぶ雲が動く様子を目で追っていたら、いつもの小道を通り過ぎてしまった。そのままレンガ道を歩いていると、運動場に人影があるのに気がついた。

その影は、体育の長距離走のように、運動場を円の形に沿って走っている。誰かトレーニングでもしているのだろうか。道を進むにつれ徐々に影が大きくなり、それが草刈さんだとわかると足を止めた。

走る草刈さんの背中を見つめながら、彼女の心が透けるようにわかった。食事をした後にくる、太ることに対する大きな恐怖。それから逃れ、自分を安心させるために行う消費行動[1]だ。これを一度でもやってしまうと、やめられなくなる。食事のたびに運動しなければ気が済まなくなり、運動量は日に日にエスカレートする。カロリー消費量を増やすことしか考えられなくなるのだ。

草刈さんは、一周四〇〇メートルほどの円の上を、ぐるぐるぐるぐる走り続けた。何周も、何周も、両腕をぶらつかせながら、ゴールもない円上を巡る。私は走る彼女から目を逸《そ》らして、来た道を引き返した。早く北三病棟へ戻らなくてはと思った。彼女の円環に囚《とら》われてしまう前に。

＊　＊　＊

「調子どう？」

黒田先生がカーテンの隙間から顔を出した。

「黒田先生、こんばんは」

「いよいよ明日退院だね。心配なことはあるかい？」

「そりゃまあ、ありますよ」

退院は明日に迫っていた。荷造りはほとんど終わっていて、元々殺風景だったベッドはさらに味気なくなった。明日には、私自体もなくなってしまうのだと思うと、不思議な感情が心の下側に溜まっていくのを感じた。

「何が心配なの？」

「えっと、母親に作ってもらう食事がすごく……心配。栄養バランスは考えてくれるだろうけど、量やカロリーは曖昧になって……ないようなもんです。毎日どんな食事が出されるの

1　摂取したカロリーや太ることを恐れ、「運動しなければならない」という強迫観念に囚われて過度な運動を行うこと。下剤を使ったり吐いたりする排出行動をするケースもある。

か、予想できなくて不安で仕方がないです」

退院までに食事への嫌悪感をなくすという目標は、結局達成できなかった。嫌悪感を忘れてしまうまでには、もっと長い時間がかかるだろう。それでも、食事に対するたくさんの感情を思い出すことはできた。〈楽しい〉も、〈おいしい〉も、もう身体にある。

「私、ここに入院して本当に良かったと思っています。退院しても、食べられるように頑張りたいと思えるようになりました。……でも、まだ痩せたいという思いもなくなっていないんです。食べたいのも痩せたいのも、どっちも本当なんです。どっちを選んでも、嬉しいし苦しい。今までは、黒田先生や柏木さんが食べる基準を教えてくれました。自分ではわからないんです。ここに入院していて、お腹が空いたって思ったことがないし、満腹感もよくわかりません。黒田先生、私はどうやったらここで感じたことを忘れずにいられるでしょうか。何を信じて食べればいいでしょうか？　見当がつかなくて、とても不安です」

「全部食べなさい」

このとき、なぜだか黒田先生の言葉一つ一つがとてもはっきりと聞こえた。普段の会話の言葉は、自分の思考、相手の仕草、周りの環境の影響を受けて、ぼやけた状態で耳に入ってくる。けれど、このときは今ある世界から断絶し、言葉の輪郭が凄《すさ》まじい解像度で身体の中に飛び込んでくるように感じた。

「食べているうちに必ず変わってくる。退院してから、初めて感じることやわからないこともあると思う。不安なことがあるときは、そのことを僕に言いなさい。……少し早いけど、退院おめでとう。これからも、一緒に頑張っていこう」

「これからもよろしくお願いします」

黒田先生が差し出した手を、私は強く握り返した。


黒田先生が帰った後、ケータイに部活の同級生からメールが届いた。メールに本文はなく、写真だけが添付されていた。部活ができなくなるまで、毎日のように集まった部室。そこを背景にして、今では少し懐かしくなった制服を着た数名の同級生が写っている。彼女らは手に白い紙を持っていて、そこには〈まってる〉と書かれていた。

その写真を見た瞬間、心の窓ガラスにボールを打ち込まれたような、強い衝撃を受けた。飛び散ったガラス片のように、ケータイの画面の上にバラバラと透明な涙が落ちて砕け散った。投げ込まれたボールは命だ。〈他人〉が猛スピードで私の世界に入り込んできて、私がここで独りだったという事実を引きずり出した。

私は、ずっと自分の食事のことしか考えていなかった。自分のために食べないことを選び、そしてここで自分のために食べることを選択した。いつだって自分のことしか考えていなくて、私の世界には私しかいなかった。

これが〈拒食症〉か。拒食症は人を孤独にする。食べ物に対しての考えを自分一人に限定させ、それで一杯にさせて、その目線にしか立たせなくする。その目線から外れたものは〈悪〉となり、排除される。その目線は日々狭まって、拒絶は大きくなる。周りは悪だらけになり、終《しま》いには自分独りになる。そのとき、きっと人は死ぬんだ。

雨宮さんの元気がないことに気がついていたのに、食欲のない雨宮さんを心の中で責めるばかりで、気遣う言葉一つもかけなかった。紅野さんがくれたお菓子も一口も食べられなかった。私はまだ、食事に対する自分の砦《とりで》を崩せない。〈他人〉は自分を脅かす存在だという思いは、まだ消すことはできない。何をこんなに怖がっているのだろう。太ること、それとも誰かに食事を強要されることだろうか。

私は、自分の決めた規則を破って、大切に思う人の側に立てるような人間になりたい。決意しなければ。深く、刻まなければ。自分の偏《かたよ》った目線を根深く信じているように、〈自分〉ではなく、〈他人〉を信じよう。黒田先生、柏木さん、北三病棟の患者たち、家族、友達、皆優しいよ。だから彼らを信じて、彼らの気持ちに応えられるようになりたい。

＊　＊　＊

退院の日は、朝からたくさんの人が声をかけてくれた。「おめでとう」と言われると、何だか照れ臭くて「ありがとう」くらいしか言葉が出なかった。

　昼食の後、談話室で休んでいると、少し前に席を立ったはずの食事メンバーがやって来た。不思議に思って彼らの顔を見渡すと、草刈さんが私の前に綺麗《きれい》に包装されたピンクの袋を差し出した。

「退院祝い。私ね、美晴ちゃんのこと、本当の妹みたいに思ってたよ。一生懸命食べる姿を見て、私も頑張ろうって思えた。ありがとうね！」

　突然のことに反応できずにいると、今度は桃井さんがリボンをかけた小箱を差し出した。

「本当に退院おめでとう。私からもプレゼント」

　そのときになってやっと、身体が動かせるようになった。

「そんな……申し訳ないです。私、何もお返しできません」

「お返しなんか気にしなくていいから。受け取ってくれると嬉しいな」

「……ありがとうございます。すごく嬉しいです。大切にします」

　二人のプレゼントは何となく壊れてしまいそうに見えたから、慎重に胸に抱えた。二人の後ろに隠れるようにして立っていた雨宮さんは、私に名刺を手渡した。

「これ、僕の職場の名刺。近くに来ることがあったら、いつでも遊びに来てね。……退院おめでとう、元気でね」

　雨宮さんの名刺は、真っ白い紙に黒の明朝体で、教室の名前と連絡先が書いてあった。この飾り気のなさが雨宮さんらしい。

「はい。雨宮さんも、お元気で。お身体に気をつけてくださいね」

　このとき受け取ったプレゼントは、全部ではないが今でも持っている。


　しばらく思い出話をした後、談話室には桃井さんと私だけが残った。

「お茶冷めちゃったね」と桃井さんは新しいお茶を湯呑《ゆの》みに入れてくれた。白い湯気が、私たちの間を上に上にとのびていく。空席はたくさんあるのに、私たちは食事をするときと同じ席に自然と座っていた。桃井さんはお茶を一口飲むと、いつもと同じ角度で私を見て言った。

「皆が退院していっちゃうの……良いことだけど、寂しいなぁ」

「私も、二か月もここで生活してきたから、明日から皆さんと会えないなんて信じられないです」

　桃井さんは「寂しいなんて言ってないで、私も早く退院できるように頑張らなきゃね！」と言って短く笑った。それから少し沈黙して、両手で包んだ湯呑みの水面を見つめた。

「……あと、もう少し休んだら、私も退院するよ。私ね、職場の人間関係に疲れちゃって……ここに来たんだ。ここから出て、社会や職場に戻るのは怖いけど……もう少し時間がかかるかもしれないけど、いつか絶対ここを出ていくよ」

　丸い水面は風に揺らぐこともなく、談話室の窓の光を反射している。窓の外に目線を移すと、駐車場に植えられている木々の葉が、かすかに震えていた。

「私もここに戻ってこないように頑張ります。次に会うとき、北三病棟だったらちょっと微妙ですもんね」

「それ嫌だなぁ。お互いカッコつかないよね」

「そうですね。また会うなら……別の場所がいいですね」

「そうだね。次に会うときは、病院の外で」

いつの間にか桃井さんも窓の外の景色を眺めていた。テーブルの上の湯呑みを引き寄せてお茶を飲むと、口から食道にかけて温かい通り道ができた。ほうと小さく息を吐くと、談話室の空気に馴染《なじ》んですぐに溶けた。

北三病棟での生活は、まるで密室に置かれた大きなソファーに座っているみたいな日々だった。そのソファーは患者全員が座っても余りあるほど大きくて、患者たちはバラバラの場所に座っている。正座している紅野さん、足を組んでいる桃井さん、仰向けに寝転ぶ雨宮さん、体操座りする草刈さん……他の皆も、好き勝手な格好で寛《くつろ》いでいる。この部屋では誰も喋《しゃべ》っていなくて、自分の心臓の音が聞こえてしまいそうなほど静かだ。

私はソファーに深く腰かけて、目を瞑っている。不意に、ソファーの柔らかな生地からかすかな揺れが伝わってくる。誰かが寝返りを打ったのかもしれない。不意に、右腕に風が通り抜ける感覚。誰かが何か物を取ろうと手をのばしたのかもしれない。不意に、背中が温かくなる。背中に重みはない。ただじんわりと、背中を取り巻く空気が温かくて、誰かが近くで息づいていることがわかる。

励ます言葉も、触れ合う身体がなくても十分だ。人は側にいるだけで体温を感じられるし、その熱で温まることだってできる。そういう生き物なんだ。少なくとも、私はそうして癒されてきた。


「美晴さん、時間だよ」

看護師が迎えに来た。荷造りしたスポーツバッグを持って白い門の前まで行くと、食事メンバーたちが見送りに集まっていた。佇《たたず》む彼らの顔を、時間をかけて一人一人見た。

「さようなら」と言ったとき、私は泣いていたのかもしれないし、笑っていたのかもしれない。よく、思い出せない。

「さよなら、元気でね」

皆が手を振っている。私は「本当にありがとうございました」と言って、手を振り返した。これから自分がどうなるかは見当もつかないけれど、ここに戻ることはないだろう。不思議とわかる。だから、これが最後。さようなら、この優しい人たちと会うことは二度とない。それはとても悲しくて、素晴らしいことだ。私たちはこの場所で一緒にいることに意味があった。私たちは思い出の中でこそ、互いを美化し合い、支え合える。現実はいつも情けなくて、失望することばかりだから。

もしも、再び会うことがあるとすれば、街を歩いていてすれ違うような、神様の気まぐれが必要だ。

私は背を向けて、看護師の後について行った。白い門の扉は簡単に開いて、私の左足は境目を渡って床に着地した。私たちを包んでいた囲いは、こんなにも脆《もろ》い。きっと鍵は内側からかかっていて、開けるのは自分にしかできない。

振り返ると、白い門の扉はもう閉まっていた。

「さようなら、ありがとう」ともう一度呟《つぶや》いて、エレベーターに乗り込んだ。

コラム

拒食症の特徴的な行動

・過活動

「過活動」とは、倒れそうなほど酷《ひど》く痩せている状態でも、常に動き回ってカロリーを消費し続ける行動のことです。『摂食障害――身体にすり替えられたこころの痛み――』の深井《ふかい》善光《よしみつ》さんは、過活動の根本には〈「食物を探しに行きたい」という本能〉（深井 2018、p.60）があると言います。頑《かたく》なに食事を拒否する患者は、食欲がなくなったわけではなく、自分が食べる以外の方法で食欲を疑似的に満たそうとするのだそうです。

さらに、身体の飢餓状態が限界を迎えると脳内麻薬が分泌されるため、不安や疲れを感じずに動き回れるようになるのだと言います。拒食症の患者が、食料を探して歩き回ったり、料理をしたり、家族に代わりに食事をさせようとしたりするのも、本能に衝《つ》き動かされた行動であると語っています。しかし、実際に食べようとすると太るかもしれないという不安に囚《とら》われ、一口程度しか食べられないそうです。

〈家に投函されるチラシに載っている食べ物の写真を収集して、自分の部屋で隠れて

見た。〉（1章・3）

・認知の歪《ゆが》み

「ボディーイメージの障害」とは、「酷く痩せていても、自分が太っているように感じる」といった心理的症状のことです。身体の特定の部位だけが太っていると感じる患者もいると言います。

〈鏡で自分の身体を見ても、痩せているなんて一度も思ったことがない。〉（1章・2）

稲沼邦夫《いなぬまくにお》さんの著書『こどもの摂食障害　エビデンスにもとづくアプローチ』によると、普段禁止している食べ物を一口食べただけで、太ったと感じてしまう例もあるそうです。

〈（食後）急に体重が何十キロも増え、それが息をしている間にもどんどん増えていく気がして不安が込み上げる。〉（2章・1）

その他にも、自分の体型の痩せ具合や食事量が目視では認識できず、はかりを使わないとわからないという、認知が鈍る症状も見られたと稲沼さんは語っています。

このような認知の歪みには個人差があり、患者が強くこだわりを示す対象ほど認知が歪む傾向があるそうです。

実際に私も、骨と皮のような状態でも、自分の痩せ具合がよくわからなかったり、病院食の「一食分」の感覚をいつまでも摑《つか》むことができなかったりしました。

また、体重が増加すると、1〜2章の章末コラムのような症状だけではなく、過活動や認知の歪みも減少する傾向にあると同書で述べられています。

黒田先生の「食べていくうちに変わる」という言葉は、これを意味しているのかもしれません。

身体が蝕《むしば》まれているという事実を知っても、拒食症の患者にとっては、食べることが恐怖の対象であることに変わりはありません。しかし、食べていくうちに恐怖以外にも新しい感覚や感情が生まれるはずです。それを実感していくうちに、恐怖は少しずつ違うものへと変えていけるのではないかと私は信じています。

参考文献

・『思春期のこころと身体Q&A③　摂食障害――身体にすり替えられたこころの痛み――』深井善光著

・『こどもの摂食障害　エビデンスにもとづくアプローチ』稲沼邦夫著

・「人と食と自然シリーズ5　食と心――その関係性を解き明かす――」京都健康フォーラム監修

*

第4章

*

過食期

*

28.4kg〜56kg

*

1 空腹と満腹

白い門を出ると、久しぶりに外来の診察棟に来た。案内された待合室で待っていると、五十代くらいの女性の医師が入ってきた。彼女は、外来診察で手が離せない黒田《くろだ》先生の代わりに来た臨時の医師らしかった。彼女は椅子に座ると、「ご両親がお迎えに来るまで少し話しましょうか」と言った。

「拒食症には、〈ボディーイメージの障害〉[1]という、自分の体型に対する認知が歪《ゆが》む症状があるの。拒食症の患者さんは、実際は病的に痩せているのに、自分ではすごく太っていると感じてしまって、さらに痩せようとしてしまうことが多いのよ。この歪みは、痩せているほど強い傾向があって、体重が安定すると徐々に収まってくるから安心してね。これから食事量が増えて、自分が急に太っているように感じても、それはこの症状から生じる歪みのせいだから心配し過ぎないように……ん？　どうしたの？」

急に口元を押さえて黙り込んだ私を見て、「気分が悪くなった？」と医師が心配そうに尋ねた。

「……大丈夫です」

私は口元を押さえたまま答えた。そうしないと、吹き出してしまいそうだったから。私だってもう十六歳だ。ガキじゃないから、全ての人間が同じようにものを見ているなんて思っていない。

どんなに痩せていても太って見える？　私が痩せたいと思っているから？　だとしたら、私たちの身体は、なんて自分勝手で適当なんだろう。人間って本当に、自分が見たいものしか見ていない生き物なんだなぁ。おかしい。おかし過ぎて、笑える。

「本当に大丈夫？　何か心配なことがあるなら何でも聞いてね」

医師はまだ私の様子を気にしているようだったので、「何でもないです」と笑って誤魔化《ごまか》した。


待合室を出ると、廊下に父と母が立っていた。父は「よう」と言って被《かぶ》っていた帽子を脱ぎ、母は私に小さく手を振った。

「ただいま」

「おかえり」

「帰ろうか」

私は軽く頷《うなず》いて、両親と一緒に診察棟の正面玄関を出た。

1　自分の身体の大きさや形などに対する認識や価値観のこと。詳しくは3章のコラムへ。

駐車場の空気を吸い込むと、排気ガスの味がした。父のステップワゴンは、正面玄関のすぐ近くに停《と》まっていた。私は後部座席に勢いよく乗り込むと、サイドウインドウに張りついた。窓の外には、私を二か月間囲っていた白い柵と庭園の緑色と、空に高くのびる白い入院棟が見えた。車が動き出すと、それらはあっけないほど簡単に見えなくなった。

車はそのまま渋滞もなく街を抜け、海沿いの道に差しかかった。

「ねぇ、天井の窓開けていい？」

私の声に、助手席の母が振り向いて少し眉を顰《ひそ》める。

「いいけど。危ないから、気をつけなよ」

「わかってる。ちょっとだけだから」

靴を脱いで座席の上に膝立ちになり、ルーフウインドウのカバーを開けて、右横にあるボタンを押す。機械音と一緒にサンルーフがゆっくりと開き、八割くらいで車内は風の吹きつける音で一杯になった。サンルーフの縁に手をかけ、鼻の辺りまで慎重に外に出してみると、強い風が勢いよく顔にぶつかって思わず目を瞑《つむ》った。そろそろと目を開けると、真っ直ぐにのびる道路と、その上に色とりどりの車が点々と浮かんでいるのが見えた。そのもっと遠くに、毎日家の廊下の窓から見ていた――病院からは見えない――大きな山が聳《そび》え立っていた。

「あー！　山だ！　やっぱ大きい！　綺麗《きれい》ー！」

風の音で消えるだろうと、大声で叫んだ。目の前の山は、六十キロほどのスピードで追い立ててもちっとも近づかない。耳の横を駆け抜ける風の中に、かすかに父の笑い声が混じっていた。

私はついに帰ってきたのだ。

＊　＊　＊

私は、退院したらすぐに学校に行くつもりでいた。年明けに食事量が増えてから、今まで以上に食べる努力をしたはずだったので、体重は当然増えていると思い込んでいた。だから、母に「もう学校に行ける」と言った。早く友達に会いたいし、勉強の遅れを取り戻したかった。母は何度目かの訴えで折れた。月曜日から高校に登校し、体育と部活動以外の全ての授業に出席した。

そして木曜日、初めての通院で体重が28・4キロになっていた。拒食症と診断されてから、一番低い体重だった。普段穏やかな黒田先生は、なぜすぐに登校を許したのかと母に声を荒らげた。

私は自分の体重の低さにただ驚くことしかできなかった。このとき初めて、退院時の体重が31・4キロしかなかったことを知らされたのだった。

この一件は学校でも物議を醸し、母は学校に呼び出された。教頭や学年主任、担任、保健の先生を交えた話し合いの結果、私の登校は一時停止。33キロになったら週二回登校、35キロになったら毎日登校できることになった。度重なる早退と入院で、私の進級に必要な出席日数はギリギリだったが、学校側が考慮してくれるそうだ。たった三日で登校期間は終わり、外出が許されない日々に逆戻りしてしまった。

病院から指導された一回の食事の目安は、〈白米120グラム・肉か魚80グラム・汁物・卵か納豆・じゃがいも三分の二・ヨーグルト100グラム・フルーツ〉と簡単なものだ。

母は、目安に合わせてハンバーグやピーマンの肉詰め、マグロの照り焼きなど、毎日様々な料理を作ってくれた。病院食でどんな料理が出ても必ず口をつける努力をしたことが実を結んだのか、母の料理を見ても取り乱すことはなかった。

入院生活のおかげで、以前のように一口ごとにカロリー計算したり、一キロカロリーに固執することはない。カロリー計算は一品ずつになり、『私』の声もいつの間にかほとんど聞こえなくなった。

カロリーに向けられていた執着は、徐々に食材に向かった。サラダや煮物などの油を使わない野菜料理や、豆腐、こんにゃく、春雨は、私の中で食べても太らない食材と認識されていて、カロリーも計算しないし、食べても不安にならない。しかし、白米やパン、肉や魚はまだ抵抗が強い。特に苦手なのは油だ。食材の表面の、ギラついた光沢を見るだけで気が滅入り、嫌悪感を抑えながら食べるから時間がかかる。

退院後から、自分の食事の準備を手伝うようになった。白米の量を量ったり、野菜を炒《いた》めたり、簡単な調理を率先してやった。食事のたびに怒り狂っていた入院前と違い、自分から食事に関わるようになった私を見て、食べ物に興味を持ったのかと母は喜んだ。

母は、私が食べることに無関心だから食べなくなったと思っているようだが、それは違う。私は食べることに執着している。食べている母なんかよりもずっと。

食事の用意を手伝うのは、[4]母を監視するためだ。自分の食事を他人に任せるなんて考えられない。料理に使う油はどれくらいか、病院の基準量の1グラムでもはみ出していないか、隣で確認しないと不安で堪《たま》らない。

2　通院治療や学校の登校基準については、両親が話し合いを行っていたため、筆者には何も知らされていなかった。

3　稲沼邦《いなぬまくに》夫《お》氏の『こどもの摂食障害　エビデンスにもとづくアプローチ』によると、体重は細かな増減を繰り返しながら変動するため、食べた分だけ急に体重が増えるわけではないと言う。

4　料理に油を使われること自体が嫌だったため、調理工程を監視しながら「もっと油を減らして」と言っていた。

それでも、私は絶対に食事を抜かなかった。北三病棟で得たことを無駄にしたくなかったし、休みが長引けば進級できなくなる可能性もある。〈まってる〉と言ってくれた部活の同級生や、入院中に励ましのメールをくれた友達と一緒に卒業したい一心で、私は食べ続けた。

一週間後、32・7キロまで回復し、火曜と水曜だけ登校できるようになった。この調子ならすぐ35キロに到達するかと思ったが、実際はそう簡単にいかなかった。

通院時の測定で体重が増えていると、痩せなければという思いに取り憑《つ》かれる。食事を抜くことは罪悪感のためにできなかったが、計量するときに白米と一緒に水を入れて重さを誤魔化したり、フライパンに引く油を嫌がったり、食事のカロリーを何とか減らそうとして母を困らせた。心が不安定であればあるほど、痩せることは優先順位の一番を真っ先に占拠して、それを守るために何でもしてしまう自分がいた。

逆に体重が減っていると、学校に行けなくなるかもしれないと不安になる。体重を増やそうと、両親に頼んで焼肉屋へ行き、大根サラダの他にも、肉やクッパ、アイスクリームなど、普段なら絶対に食べない料理を一人で半分近くも食べた。

体重が数百グラム増減するだけで私の心は振り回された。そんな日々が続くうちに、食べ物を見ただけで「もうやだ。疲れた……」と勝手に口から零《こぼ》れ落ちた。横に座っている母が心配そうな顔をしたが、私に箸を置くという選択は許されなかった。

二月の中旬くらいから、気持ちが上向きになる日が少しずつ増えた。間食に慣れるために、週一回アイスクリーム[6]を食べる習慣を始めた。

三月が終わりに近づいた頃、姉が大学進学のために家を出た。私たちは仲の悪い姉妹ではなかった、はずだ。中学生までは服や漫画の貸し借りも頻繁《ひんぱん》にしていたし、学校の出来事を話すこともよくあった。

しかし、私が拒食症になってからは接触が極端に減り、最近では話した記憶も曖昧だ。私は自分のことに手一杯だったし、姉も大学受験で忙しかった。姉の新天地は地元からとても遠い場所にあり、簡単に会うことはできなくなる。姉が離れてしまうのは、やっぱり寂しい気がした。

＊　＊　＊

5　肉の盛り合わせ約２５０キロカロリー、クッパ約１７５キロカロリー、ソフトクリーム約１００キロカロリー（すべて半人前で計算）。

6　一つ約２００キロカロリーのアイスクリームを食べることが多かった。

安定して35キロを超えるようになったのは三月末だった。無事高校二年生に進級し、毎日登校できるようになった。四月の定期健診で、自分の腋《わき》に体温計を挟めたときは少し感動した。

その頃から、夜に布団で横になっていると、お腹《なか》の辺りに変な感じがするようになった。最初は、この胃が縮むような感覚が何を意味しているのかわからず、病気かと不安になったが、数日考えて空腹かもしれないと思った。

四月を過ぎた頃、夕食後にキッチンで洗い物をしている母に向かって、「おかずをおかわりしたい」と言った。この一言を口にするのはとても勇気が必要だったが、桃井《ももい》さんの食後でもお腹が空くことは普通という言葉を思い出し、自分を奮い立たせた。

母は私の言葉に勢いよく振り向き、「うんいいよ！　好きなだけ食べな！」と、温め直した煮物を差し出した。私はそれを三口くらい食べた。その夜、変な感じは起こらなかった。次の日の夕食もおかわりをした。夜にやはり変な感じは起きなかった。

やはりこの感覚は空腹だったのだ。やっと空腹を感じられたことが嬉《うれ》しい。それに、おかわりは空腹を満たす以上にとても良いことだ。ここ数か月、私のせいで家族に悲しい顔ばかりさせていたが、おかわりしたいと言ったとき、母は久しぶりに満面の笑みを浮かべた。これは、退院直前の日記に書いた〈他人を受け入れられる自分〉に他ならない。

それから、毎日夕食のおかずをおかわりした。そのたびに母は笑顔になった。最初は一口食べるのも躊躇《ためら》っていたが、次第に、三口、五口と、おかわりの量はちょっとずつ増えていった。

不思議だ、食べれば食べるほど、自分をギチギチに縛っていた規律の紐《ひも》がどんどん弛《ゆる》んで、少しくらい増えてもどうでもいいと思えてくる。黒田先生の「食べていくうちに変わる」という言葉の通り、私は確実に変化している。このままおかわりを続ければ、拒食症になる前の、何も考えず食事ができていた頃に戻れるかもしれない。そんな希望が胸にチラつき始めて、おかわりをすることが楽しくなってきた。

私は心のままにおかわりを続け、時には三人前くらいの煮物を平らげたり、朝や昼におかわりしたりすることもあった。そして四月下旬に、私の体重は40キロを超えた。

その頃、また変な感覚がするようになった。

今度は、食後しばらくするとやってきて、食道が下がるような、喉の奥が渇いているような感じがする。私はその感覚に良い印象を持てなかった。それを感じると、内臓を直接掻《か》きむしりたいような途方もない疼《うず》きを感じて、いてもたってもいられなくなりそうなのだ。その感覚を早く消し去りたくて、必死に頭から追い出した。

＊　＊　＊

黒田先生のところに行くのは、決まって木曜日だ。母が学校に迎えに来ると、一緒に病院に向かう。学校という日常の中に時折挟み込まれる病院という非日常は、別世界を行き来しているような感覚にさせた。二つの世界の境界は曖昧で、一時間半かけて進む道のりの中で徐々に移行していくのだ。

「黒田先生、また痩せましたね」

黒田先生はダイエットのため自転車通勤をしているらしく、ここ一か月でかなり痩せた。

「まあ、僕も若くないし。健康のことを考えないと」

確かに運動は大切だが、黒田先生の頬に窪《くぼ》んだ影ができているのが、どうにも気になってしまう。

「無理しないようにしてくださいね」

「ありがとう。美晴《みはる》さんも頑張っているみたいだね」

「急に体重が増えて、最近40キロを超えてしまって……」

「体重が増えると、まだ嫌な気持ちになる？」

「抵抗はあります。でも、前よりはずっと……小さくなったと思います。体重が増えて、学校にも通えるようになって、できることが増えるのは嬉しいです。正直に言えば、45キロくらいで止まってくれたらいいなと思いますけど」

私の体重は、一か月で五キロという、今までに考えられないペースで増加していた。体重を増やすことが克服と言うなら、もう拒食症を半分くらい捨てられたのかもしれない。けれど、自分の中で何かが終わったという気は一切しなかった。新しく生まれた感覚が、私を少しずつ追い立てるのを感じていたからだ。

「黒田先生、私……最近、食欲が止められなくなりそうで怖いんです。食べても食べても、身体のどこかが渇いている感じがするんです。このままだと、いつか際限なく食べ続けてしまうんじゃないかと不安です。普通の人は、満腹感があって、そこでやめることができるのかもしれません。でも、私はもう長いこと満腹を感じたことがないんです。私は一度食事というものに対して、正気を失いました。満腹という感覚が、私の中で消えてしまっていて戻らなかったら？　もしかしたらもう感じているのかもしれないけど、どれだかわかりません」

おかわりの量が増えるたび、満足するどころか、私の身体の中心が「もっと」と言う。『私』の声ではない誰かの声――その声は皿一枚空っぽにしたところで終わらない。それどころか、最初の頃より大きな声になり、身体の渇きは少しずつ痛みに似た感覚に変わっていた。

「自分がどうなってしまうのかわからなくて怖いです」

入院しているときとは真逆の、しかし同じように胸を重くする恐怖が渦巻いていた。

「美晴さんはきっと大丈夫」

黒田先生はそう言って微笑んだ。その笑みは、私を安心させるためというより、思い出し笑いのような心の反射から生じたもののように見えた。

「初めて会ったとき、一目でわかったよ。君は、病院で一生を過ごす子じゃないって」

黒田先生はあの日、この白い部屋に白衣を着て座っていた。四角いレンズの奥からこちらを見て、私に手を差し出した。

私もあなたに会ったとき、一目でわかった。これが〈運命〉というものなのだと、私はまだ生きられるのだとわかったよ。

「だから大丈夫だよ。今は辛《つら》いかもしれないけど、美晴さんなら乗り越えられる」

まったく、黒田先生は根拠もないことを真実みたいに言う。

思えば、私の身近には「大丈夫なの？」と心配してくれる人はたくさんいたけれど、こんな風に「大丈夫だ」と言ってくれる人はいなかったかもしれない。

両親は私が「やりたい」と言うことに反対しないけれど、いつも心配そうに見えた。それが子どもを大事に思うからだとわかっていても、その顔を見ると急に不安が込み上げてきて、自分は大丈夫だと証明しようと躍起になった。しかし、考えれば考えるほど、そう言い切れないとわかるだけだった。不安を隠して、自分の願望を叶《かな》えるために両親に「大丈夫だ」と言ううちに、自分自身が一番信用ならない存在に思えてきた。

黒田先生は、初めて会ったときから私ができると信じてくれた。それはもしかしたら、愚かな思い違いなのかもしれない。私のことをよく知らないだけなのかもしれない。そうだとしても、嬉しかった。私は何も証明しなくても、ここに息をしているだけで大丈夫なのだと、存在していいのだと思えたから。

黒田先生と私はただの医者と患者で、関わった時間は長い人生から見れば一瞬のことだ。通院が終われば、黒田先生は私のことなんてすぐ忘れてしまうだろう。それでもいい。黒田先生がくれたものは、私が死ぬまで心から消えることはないから。

私は黒田先生の瞳を見つめて、深く頷いた。

診察室を出ようとすると、黒田先生が母を呼び止めた。

「美晴さんの経過が順調なので、通院の回数を減らして様子を見てみましょう。次回は再来週に来てください」

こうして、五月から通院は隔週になった。

母が受付で会計をしている間に、診察棟の正面玄関から外に出た。見上げた空は青く、庭園でも散歩しようかと足を向けると、中年の男性に支えられてたどたどしい足取りで歩いてくる、白髪の痩せた女性が見えた。紅野《こうの》さんだ。姿を見るのは退院してから初めてだった。

二人は正面玄関まで来ると、忘れ物でもしたのか男性だけ駐車場の方に戻っていった。私は紅野さんの元に駆け寄った。

「紅野さん！　お久しぶりです。覚えてますか？　美晴です」

私を本当の孫のように可愛がってくれた人。

せっかく会えたのだから、少し元気になった姿を見てほしい。興奮のままさらに言葉を重ねようとして、喉の奥がクッと詰まった。

紅野さんの瞳——深く落ち窪んだ黒目が、全く動かない。目線は斜め下のコンクリートに向けられ、少し開けられた口も、酷《ひど》く猫背の身体も、軽く握られた指先も、細い足も、時が止まったようにそのままだ。

——戻っちゃったんだ。何もできなかったときに。

「あ……」

唇からかすかに漏れた声が、形にならず紅野さんとの隙間に転がっていく。紅野さんはやはり、それを拾う素振りも見せない。私は踵《きびす》を返して紅野さんから離れた。診察棟に戻り、受付にいるはずの母を探すと、ちょうど会計を終えてこちらに向かって歩いてくるのが見えた。

「お母さん！」

「まったく、どこ行ってたの？　帰りにスーパーに寄るけど、買いたい物ある？」

私は返事をせず、母の背後に回った。

「何？　急にくっついて。どうしたの？」

「……何でもない」

母の背後に隠れて、駐車場に着くまでひたすら母の白いシャツを見つめて歩いた。車がゆっくりと発進し、家に向かう。家のある世界へと移行していくはずなのに、いつまで経《た》っても紅野さんの光のない黒目が頭から離れなかった。一切の流れを停止した淵《ふち》のような、あんなに生命力のない瞳は見たことがない。

紅野さんも私も、退院するために必死に頑張ってきた。紅野さんは退院の日、本当に幸せそうに笑った。私も嬉しかった。でも私たちは、外の世界に何度だって傷つけられて途方に暮れる。

母の車は世界の境目を超えていく。私はまだ黒い瞳に囚《とら》われたままだった。

2

〈ドカ食い〉

夜、私はキッチンに立っていた。夕食の時間はとうに終わり、シンクの蛇口の水が滴る音さえ聞こえなかった。昼光色の蛍光灯がかすかに点滅して、そこら中の物を青白く浮かび上がらせていた。

目の前には冷蔵庫があった。ゆっくりと扉を開けると、冷気の向こうに食べ物がたくさん詰まっているのが見えた。冷気が逃げ出していくのも構わず、棚の上段から具《つぶさ》に中身を観察した。

身体が渇いてしょうがない。すでに夕食を食べたはずなのに、なぜか食べる前より渇いている。下段にブルーベリージャムとマーガリンを見つけ、それらを摑《つか》み出して冷蔵庫を閉めた。次に、冷蔵庫の隣にある戸棚を開け、中に入っていた六枚切り食パンの袋[7]を抱えた。

居間の部屋の電気を点《つ》け、食卓テーブルにそれらを乱暴に置いた。頭の中ではやくと声がする。食パンの封を開け、一枚取り出した。ブルーベリージャムをスプーンいっぱい掬《すく》い取って、食パンに塗りたくった。はやくはやくはやく待ちきれない。食パンを一口食べて、「甘いな」と思った。また一口食べた。ブルーベリージャムを塗り足して、口の中に押し込むようにもう一度入れた。はやくはやく、そうしている間は、肺の辺りに感じていた痛みみたいなものが、なくなっているのに気がついた。頭から温かいお湯をかけられたような安堵《あんど》。満たされている錯覚、手を止めちゃいけない。そしたらもう従うだけだった。ろくに嚙《か》まずに飲み込んで、溺れた人が空気を求めるみたいに、夢中で口にパンを詰め込んだ。もう一枚もう一枚。今度はマーガリンを塗ってみた。痛みがなくなっている、はやく満たさなければ。

気がついたら、食パンの袋が空になっていた。あれ？　一斤あったはずなのに。お腹に目をやると、パンパンに膨れていた。こんな醜い形は久しく見たことがない。

7　1枚当たり約170キロカロリー、一袋で約1000キロカロリー。

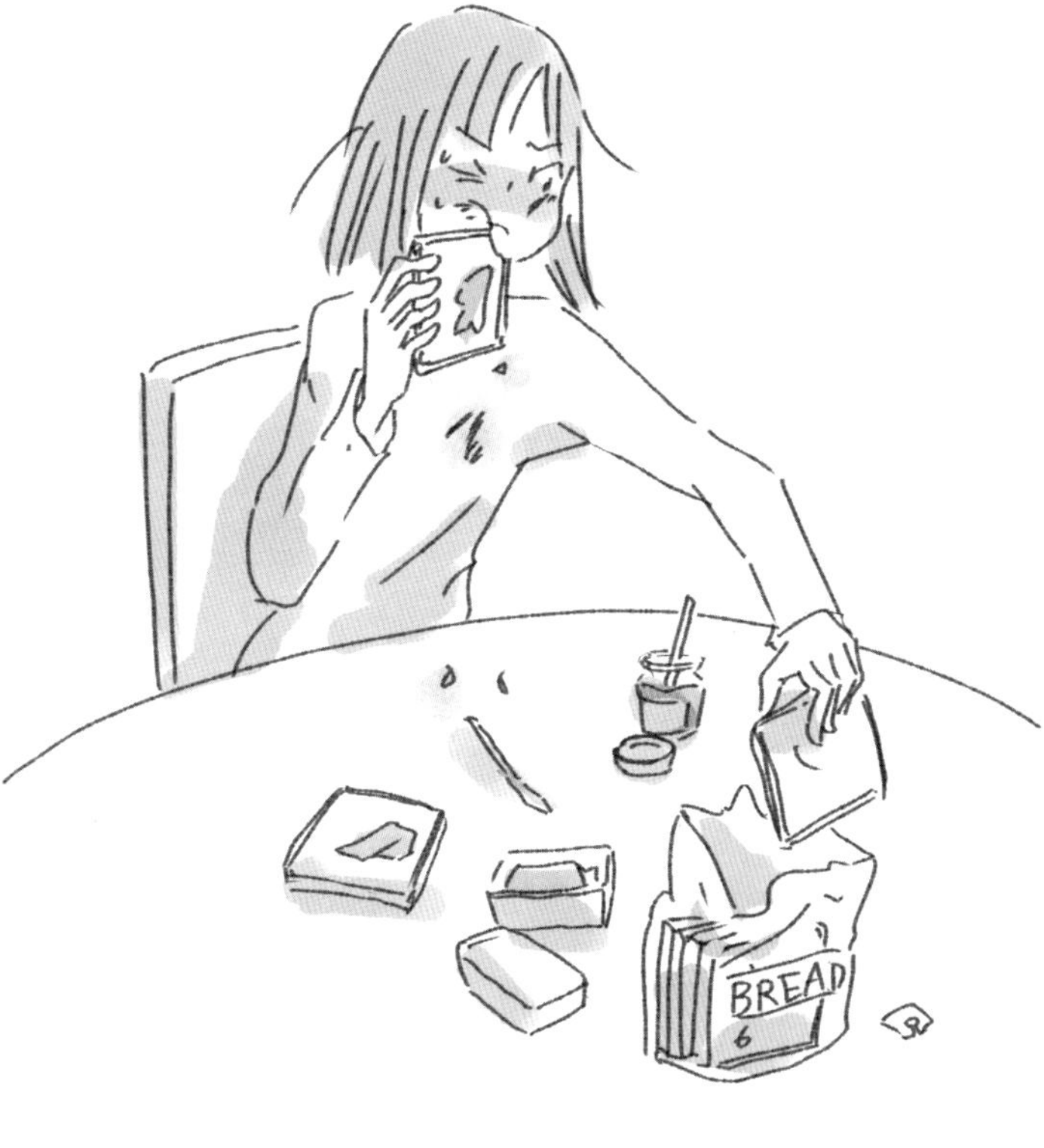
BREAD
6

我に返った瞬間、強烈な恐怖が襲った。こんなこと誰にも見られちゃいけない。急いで席を立ち、ブルーベリージャムとマーガリンを冷蔵庫に詰め込んだ。食パンの袋を見えないように、ゴミ箱の奥の方に押し込んで、自分の部屋に戻った。

痛いほど心臓が脈打って、息が上がっている。今、私は何をした？　キッチンに立っていたときから記憶が断片的で、特に食べ始めてからよく思い出せない。[8]気づいたら、テーブルの上に食い散らかされた跡があって、お腹が膨れていた。

こんな食べ方、知らない。目の前にあっただけの食べ物に反応して、噛まずに飲み込むような、なんて暴力的な。あの瞬間には、拒食症を克服したいという思いも、それどころか食べたいという思いさえなかったような気がする。あったのは強くて抗《あらが》えない、衝動だけだった。

こんな、食べ物に必死で向き合ってきた努力を否定するような行為、絶対に許されない。

後悔の渦の中、身体に耳を澄ますと、消えたはずの枯渇感が再び灯《とも》っているのに気がついた。ちりちりと、小指ほどに小さな火が内臓を少しずつ焼いていく感覚がした。

布団を頭から被って、その火を無視しようとした。自分の膝を抱えてうずくまると、膨らんだお腹の形がよくわかった。汚い物が詰まっている気がして、右手でお腹を何度も殴って自らを罰した。

次の日の朝、「パンがない」という母の声に聞こえない振りをして学校の支度をした。隠れて食べてしまったなんて、恥ずかしくて言い出せなかった。

＊　＊　＊

二度としないと心に強く刻んだはずだった。しかし、パンを一斤食べ尽くした夜から、枯渇感は更に酷くなった。夕食の後が一番激しく、食べたいという衝動に支配されてそれ以外考えられなくなる。生クリームやチョコレートなど、甘くてカロリーの高い食べ物ばかりが頭の中をリフレインした。

私は必死に衝動を抑えつけた。一口でも食べれば止まらなくなりそうだったから、甘い物を一切禁じた。ここまで徹底的に禁欲したのは、太りたくないという思い以上に、自分の中の得体の知れない衝動が恐ろしかったからだ。身体の中に、自分の人格とは別の化け物を飼っているみたいだった。その化け物には、私の言葉や理性が通じるとは思えなかった。

私の心の中は、「食べたい」と「食べたくない」という、相反した感情がせめぎ合って爆発しそうだった。その感情が限界まで達すると、キッチンを徘徊《はいかい》した[9]。冷蔵庫や戸棚を開け、食べ物を手にとって戻すという動作を何度も繰り返して、キッチンをぐるぐると何十分も歩き

8　トランス状態のようになり、過食中のことを覚えていなかったり、過食が無意識に行われているように感じる患者も多い。

回った。

度重なる徘徊のすえ、数日後にまた冷蔵庫の中身を隠れて食べた。何日も我慢したせいか、前回の食パン一斤よりも大量に食べてしまった。

私はこの凶暴な衝動を伴う食べ方に〈ドカ食い〉という名前をつけることにした。

少しずつ発散した方がドカ食いを抑えられるかもしれないと思い、夕食後にお菓子を食べることもあった。衝動を出し過ぎないように、わざと家族の前でお菓子の小袋を一つくらい食べて自分の部屋に戻った。

しかし、部屋に戻った後も火が身体の中で燃えている心地だった。こんな量では全然足りない。もっと食べたい。誰かの目も、自分の抑制も超えて、そこら中にある物を食べ尽くして、全部なくしてしまいたかった。すぐにでもキッチンに走ってしまいそうな身体を膝を抱えて押し留《とど》めて、衝動が消えることを願ってひたすら耐え続けた。

この衝動が恐ろしくて、黒田先生に相談しようと思った。何と切り出そうか迷った挙句、「食欲が止められず、たくさん食べてしまう」とだけ言った。

黒田先生は、「今は身体が痩せた分を取り戻そうと必死になっている時期[10]だから食べ過ぎてしまうけれど、次第に身体が満足して食欲は落ち着いてくるよ」と答えた。

黒田先生が言っている状態と、私が感じているこの衝動は別のものだと感じた。理解してもらうには、ドカ食いのことをもっと詳細に伝えなければ。

私が感じているものの正体は食欲なんかじゃない。もっと強くて、痛くて、私を強制的に変えてしまう怖いものだ。この食べたいという衝動は、普通じゃない。真逆の意味なのに、〈食べたくない〉衝動にとてもよく似ている。入院する前に感じていた、嵐のように強く、抗えないあの感覚に。もし同じ力だとしたら、太刀打ちできない。このまま放っておいても落ち着くはずがない、このままではもっと悪いことが起きる、だから——。

黒田先生、と口に出そうとして、背中を突き刺す四つの目に気がついた。後ろに立っている母や看護師の目だった。ここは北三病棟じゃない。この場所で、得体の知れない衝動に振り回され、そこら中にある物を貪り食う自分の姿を晒《さら》す？　そう考えた瞬間、口が硬直したように動かなくなった。

私は答えがほしい以上に、この秘密を誰にも知られたくなかった。脳内に充満した言葉を置き去りにして、俯《うつむ》いたまま頷いた。次の患者の予約時間が迫っていたので、この日の面談

9　クリストファーG・フェアバーン氏の『過食は治る　過食症の成り立ちの理解と克服プログラム』によると、渇望が抑えられず、食べ物を求めて街を歩き回ったり、人の食べ物を盗んだり万引きをしてしまったりするケースもあると指摘されている。

10　少し体重が回復した段階で、強い食欲が起こることが多い。飢餓状態にある身体を元に戻すため、栄養を取り込もうと起こっているのではないかとも考えられている。

は終了した。

私の通院は、六月から月一回になった。

＊　＊　＊

高校二年生の六月くらいから、部活動や体育の授業に参加できるようになった。

部活動に戻れたのは、とても嬉しかった。やっと〈まってる〉の返事ができる。

復帰の初日、緊張しながら部室に顔を出すと、同じ制服を着た知らない女子生徒がいた。「何か御用ですか？」と問われて、この子は私の後輩だと気がついた。私が休部してから一年近くが経過していた。書類で散らかった部室は記憶のままだけれど、そこにいる人間は様変わりしていた。

久しぶりの体育の授業は散々だった。体重と一緒に筋肉も落ちてしまい、運動能力がかなり低下していたのだ。中学生のときは運動部に所属していたので、五十メートル走は八秒と運動神経は普通だった。それが今は十二秒だ。身体が鉛のように重くて足が上がらず、すぐに息が上がる。

体力を戻すため、片道四十分ほどの道のりを自転車で通学することにした。低体重のときは少し運動するのも両親から反対されたのに、体重が増えてからはむしろ勧められた。

毎日学校に行き放課後は部活動に勤しんだ。友達と馬鹿な話をして、宿題が面倒くさいと文句を言う、少し気怠《けだる》い普通の高校生活が帰ってきた。〈摂食障害〉という名前がついてから約一年、私は全てを取り戻した。

50キロを超えた辺りから、母は私の食事を個別に用意するのをやめた。以前のように大皿から好きなだけ取り分けて食べるようになり、両親も私の食べる量をチェックしなくなった。部活動が始まってから帰宅時間が遅くなり、一人で夕食を食べるようになった。白米とおかずを少なめによそって、居間でテレビを見ながら食べ、その後自分の部屋に戻る。座卓の前に座り、通学リュックを開けると、そこにはぎゅうぎゅうにお菓子が詰まっていた。

私の脆《もろ》い自制心は、自転車通学を始めると一気に崩壊した。学校の帰り道にあるスーパーやコンビニを何軒もはしごして、欲望の赴くままに食べ物を買い漁《あさ》った。私が買うのは、甘いお菓子やスイーツばかりだ。その中でも、コンビニのパフェサイズのアイスが最上級のご

2章で黒田先生からの説明があったように、カロリー制限によって生きるために必要なエネルギーが摂取できていないと、体内の筋肉などを分解してエネルギーを補うと考えられている。筆者は身体をつくる栄養素である「タンパク質」を摂《と》らず、一年生の秋頃から運動も制限されていたこともあり、筋力が下がってしまっていた。拒食症の患者の中には、筋力が落ちたため歩くことができなくなったケースもある。

褒美だった。

買い込んだ物を全てリュックの中に隠して帰宅し、母の作ってくれた夕食を食べた。何も食べないと心配されるし、これで食欲が収まってくれればいいという思いもあったが、それが叶うことはなく、自室に籠《こ》もった。

一回のドカ食いで、菓子パン二個と、チョコがけビスケット一袋と、生クリームの載ったケーキやアイスくらいの量を、一時間ほどかけて食べる。だいたい半分で一度食べるのをやめるのだが、しばらくすると再び枯渇感に襲われて再開し、全て食べ尽くすパターンが多い。私は、目に入る食べ物を全てなくさないと気が済まないようだ。もし量に満足できなければ、食べ物を探して家中を徘徊したり、外に買いに出てしまうので、食料はいつも多めに買い込んだ。

一口目は、おいしいと感じる。甘さも食感も、何を食べているかも、しっかりと認識することができる。二口、三口と進むうち、食べる速度が徐々に速くなる。最終的には大食い選手みたいに、口の中の物を噛み終わる前に新しい物を詰め込んで、飲み込む様な勢いで食べる。

食べるという行為を、衝動が上回っている。しかも、その衝動は食べたいではなく、枯渇感を消したいという衝動だ。

四六時中身体の中にある枯渇感が、ドカ食いを始めた直後に爆発的に燃え上がり、あまりの勢いに、自分の理性や感覚や感情を奪われそうになる。だから食べる。甘い物を口に詰め込んでいる間だけ、枯渇感がなくなったような気がするから。

でも、飲み込むとすぐに次の枯渇感が襲いかかってくるから、新しい物を口に入れなくちゃいけない。猛烈な火を抑え込むには味わっている暇などなくて、何を食べているのかも関係なくなる。私が私であり続けるために、ひたすら食べなければならない。

手当たり次第に食べて食べて、気持ち悪くなってやっと、別の感覚にすり替えることができる。その頃になるとお腹は張り裂けそうに膨らんで苦しいし、気分も最悪だ。それなのに、枯渇感がないということに、途方もなく安心する。目を開けている時間の中で、この瞬間だけが唯一息ができると思えるくらいには。

12　一つのお店でたくさん買うのが恥ずかしくて、筆者は複数の店をはしごしていた。

13　約４００キロカロリー。

14　菓子パンは平均約３５０キロカロリー、ビスケット一袋約４８０キロカロリー、ケーキ平均約３００キロカロリー、アイス約２００キロカロリー。日によって食べる物は違うが、１５００キロカロリー前後をドカ食いで摂取していた。一日の摂取カロリー目安の６割を超える量である。

15　過食症の患者によくある症状の一つ。ほとんど噛まず、次から次へ飲み込むように食事をする傾向にある。

しかし、それもすぐに終わる。自分の周りに円を描くようにして散らばっている、食べかすとか、生クリームとカスタードが混ざり合った破片の載ったカップとか、積み重なるお菓子の袋とか、そういう物が目に入ると、現実に引き戻される。太るという事実と後悔。そして、暴力的に掻き立てられた衝動の残骸に、酷く嫌悪感を覚える。

こんな食べ方、他人が見ればどう思うかなんて明らかだ。汚くて、恥ずかしくて誰にも見せられないし、相談できない。気持ち悪くなるまで食べ続けるなんて、おかしいという自覚はあった。こんなことやめなければならないと何度も思った。そう決心して一日我慢してみたこともあるが、次の日の反動が凄《すさ》まじかった。枯渇感はいつもより強い力で私を支配して、初めてドカ食いをしたときのように最中の記憶が曖昧になった。気がついたら、大量に食い荒らされたお菓子の容器が部屋中に散らばっていて、やめるのがさらに恐ろしくなった。

そうやって、ドカ食いの頻度は徐々に増えていき、夏頃には毎日するようになっていた。量も頻度も爆発的に増えたことで、私の体重は56キロを超え過去最高体重になった。退院から七か月の間で、約28キロ増加していた。

黒田先生の月一回の通院で、以前言えなかったドカ食いのことを相談しようと試みた。しかし診察になると、口から出てくるのは日常生活の楽しい話ばかりで、なぜか元気に見えるように振る舞ってしまう自分がいた。

八月の検診で、黒田先生は言った。

「美晴さんもかなり落ち着いているようですし、通院は一端終了しましょう。これからはご家庭で様子を見て、何か変わったことがあればいつでも連絡してください」

その言葉を聞いたときに私が感じたのは、ドカ食いについて話せなかった後悔ではなく、自分の秘密が守られた安堵だった。こうして、黒田先生の通院はなくなった。[17]

今はもう、以前のような食べ物への強烈な嫌悪感はない。BMIも優に23を超え健康的な数値になった。

両親は、私が食事のときに笑顔を見せるようになったと喜び、祖母は私がお菓子を食べているのを見て「最近よく食べるねぇ」と嬉しそうに言う。

私はきっと、拒食症が治ったのだ。だとしたら、食欲が止まらず太ってしまうのは、病気ではなく自分の責任だ。

「食べたいのを我慢できないのは、私が駄目な人間だからですか？」

16　当時の一日の摂取カロリーは3000キロカロリー前後だと推測される。
17　高校一年生の最初の診断から、約一年が経っていた。摂食障害の治療期間は一年未満から数年、十数年と人によってまちまちである。

部屋で膝を抱えて呟《つぶや》いても、誰も「違う」なんて言ってくれなかった。

3 醜くなる身体

高校二年生の初夏、久しぶりに学校行事のハイキングに参加した。相当浮かれていたのか、大の写真嫌いの私が珍しく友達と写真を撮った。行事を終え、デジカメのデータを整理していると、一枚の写真が目に留まった。

小川と木々を背景に、四人の女の子が横一列に並んでピースをしている。四人の背丈は同じくらいなのに、一番左端の女の子だけ他の三人より明らかに大きかった。身体の横幅が広いというより、まるで発酵を終えたパン生地のように、全身がはち切れんばかりに膨らんでいるように見える。

口角を上げて楽しそうに笑う顔は、自分によく似ていた。私はその子に目を寄せて観察した。浮腫《むく》んだ顔、頬に圧《お》し潰された細い目、ウエストのない胴体、丸太のような手足。見覚えのあるピンクのTシャツを着ていて、数か月前までブカブカだったそれが、写真ではみっちりと身体に張りつき、出っ張ったお腹の形がはっきりと浮かび上がっていた。

すぐに残りのデジカメデータを確認した。数枚写っていたその子は、どれも同じような形をしていて、その膨らんだ姿が真実だということを示していた。

恐る恐る自分の身体を見た。前にかざした右腕は、全体的に浮腫んで掌《てのひら》と手首の境目があまりない。豚の前足みたいだ。親指のつけ根の、三角形の窪みが好きだったのに、いつの間にかなくなってしまった。足も同様で、足首もなくなったが、太ももがかなり太くなっている。その肉を引っ張ると、皮膚の表面にボコボコとしたセルライトの凹凸《おうとつ》が浮かび上がる。今度はお腹に手をやると、周りに柔らかい肉の輪がくっついていた。

突然頭の中で、色々なことが蘇《よみがえ》った。

歩くと足の肉が震える感覚がしていたのは、脂肪がついたせい？　スカートのホックが留められないから、ウエストのファスナーをできるだけ閉めて、ずり落ちないように気をつけて穿《は》かなきゃならなくなったのも？　両手で自分の頬を覆うと、掌に丸みのある肉が当たった。これも前にはなかったのに。

自分が太ったという自覚はあった。けれど、自分では40キロ後半の体型からあまり変わっていないと思っていた。今思えば、そう思い込んで現実から目を背けていたのかもしれない。太ることとは、ここ十か月の間に他人から与えられた正解の形だった。今までの自分の規律とは正反対だったけれど、体重が増えるたびに周りの人間が喜ぶのを見て、絆《ほだ》された。体重は私の努力の指標であり、私は少しでも正解の近くにいたかった。

でも今は、裏切られた気分だ。写真の中の自分の姿は、自分だと認識できないくらいに記憶の何倍も膨らんでいる。こんなの誰が見たって不正解だ。

急に、自分に起きていること全てが、太ったという事実に繋《つな》がっているように思えて、周りにある物、着ている制服や、足が触れている床や、空気までもが、自分を責めているような気がした。

なにこれ。

目も鼻も口も手も足も胴体も、全てが気持ち悪い。右膝の上辺りを殴りつけると、周りについた脂肪が揺れた。殴って殴って赤く腫れるくらい続けても、足は太くて醜いままだった。痩せたい、痩せたい。前みたいな、細い体型は望まないから。少しでもいい、今より痩せれば私の気色悪い部分も減って、自分を少し許せるかもしれない。

私は再びカロリー制限を始めることにした。

＊　＊　＊

カロリー制限をするといっても、ドカ食いで大量のカロリーを摂取するので、以前のようにはいかない。バランスの良い食事と運動でダイエットをすべきだと頭の片隅ではわかっていたが、ドカ食いがやめられるまでは強引なやり方が必要だ。ドカ食いがなくなったら模範的なダイエットに切り替えればいいと自分に言い聞かせて、ドカ食い以外の食事を限りなくゼロカロリーに近づけることに決めた。朝食は抜いて、夕食は自分で調節し、飲み物はお茶か水を飲めばいい。問題は昼食だ。退院後から、母が毎日弁当を作ってくれているので、減らすことができない。

昼食は、数人の友達と学習机を寄せ合って一緒に食べていた。友達が色とりどりの弁当を机の上に広げる中、私は弁当の中身が見えないように自分の方に傾けて手に持ち、絶対に机に置かなかった。食事の間中、私はとても饒舌《じょうぜつ》に話した。友達の話に相槌《あいづち》を打ち、自分からたくさんの話題を提供した。そして話す合間に、何も摑んでいない箸を口に入れる動作を適度に挟み込んだ。そうやって食べている振りをした。食べていないことを悟られないよう、できるだけ楽しそうに振る舞うのがコツだ。サラダだけ本当に食べて、友達が食べ終わるタイミングを見計らい、弁当の中身が見えないように蓋を急いで閉めた。

学校の帰り道にスーパーに寄ると、すぐにトイレに向かった。個室の中で弁当箱を取り出し、大部分が残った弁当の中身をビニール袋の中にひっくり返した。空気を抜くためにビニール袋を両手でぎゅっと押し潰すと、母の作った弁当は、色がぐちゃぐちゃに混じり合った大きな握り飯のようになった。その、ずっしりと重い、冷たい物体を制服の袖の中に隠して、スーパーの出入り口にあるゴミ箱まで歩いた。ぽっかり開いたゴミ箱の口の上にビニール袋を差し出し、その姿勢のままいつも心の中で懺悔《ざんげ》をした。

お母さん、ごめんなさい。

神様、ごめんなさい。

こんなことしてごめんなさい。ごめんなさい、ごめんなさい、ごめんなさい。

そして、手を放して鈍い音を聞きながら、私にはいつか罰が下るのだと思った。だってこんなふうに、人の思いを、食べ物を無駄にするなんて許されることじゃない。空の弁当箱を見て嬉しそうにする母に、何と言えばいい？　本当は捨てているんだって？　食べるのが怖くて仕方がないと言えば、許されるの？

きっと許されない。

この行為は報いになって返ってきて、地獄に堕ちる。だってこんなこと、普通の人はやらないじゃない。私が弱いからやるのだ、私が悪い。

捨てることだけじゃない、食べている振りだってそうだ。必死にやっているつもりだけれど、上手くできているかわからない。友達は何も言わないけれど、本当は演技だと気づいているのかもしれない。「美晴ちゃんは変だ、気持ち悪い」と、陰で噂《うわさ》しているのかも。

怖い。どうしよう、私、皆と同じことができない。

ごめんなさい、ごめんなさい。

こんなに謝ったって、明日もきっと同じことをする。私は本当に最低な人間だ。

懺悔が終わると、再びスーパーに戻った。母の弁当を捨てたのだから、絶対にドカ食いをしなければならない。たくさん食べなければ、犠牲を払った意味がないのだ。スイーツが陳列された棚の前に立つと、お腹の奥から枯渇感が湧いてきた。

あれだけ懺悔したはずなのに、甘い物が詰まったリュックを背負って自転車を漕いでいるとき、とても幸せだった。ドカ食いをする瞬間がもうすぐ訪れると思うと、待ち遠しくて堪らなくて、自転車のペダルを漕ぐ足がどこまでも軽く感じた。サンタクロースのプレゼントを待つ少女のように、その瞬間だけを切望した。プレゼントの中身なんて関係ない。瞬間への期待が少女を果てしなく幸福にさせるように、私の心は、このためだけに生きていると勘違いしそうなくらい喜びに満ちた。

私の名づけた〈ドカ食い〉は、蔑称だ。ドカ食いやそれをする自分に対して、明確な嫌悪感を抱いていた。そんな行為に幸福を感じることは、矛盾しない。むしろ、それだから意味があった。

私は非常に劣等感の強い子どもだった。幼い頃から心に巣食っていた、自分の存在自体の劣等感は、私の根本的な行動原理だ。皆と同じ生き物でいるために、常に努力をしなければならなかった。生き物という表現は誇張ではなく、本当に、出来の悪い自分と他の人間が同じである確証が持てなかったのだ。

小学生くらいまではそれが良い方向に働いた。何事にも手を抜かず真面目に取り組んだおかげで、勉強や文化的活動で良い成績を残した。しかし、私にとって結果は関係なく、努力するという状態にあり続けることが重要だった。一度でも足を止めれば、劣等感の沼に溺れてしまう気がした。自分を律し続けるため、他人から褒められるのを極力避けた。褒められると、愚かな私は喜んで調子に乗る。それは努力への障害にしかならないから、テストで良い点を取ったときも、絵で入賞したときも、両親や友達に隠した。

中学生になると、自分自身に〈不相応〉という言葉を使うようになった。クラスの価値基準で自分を採点し、それに見合った行いを自らに課した。身に余る行いを笑われるのが怖くて、やりたいことや着たい服があっても諦めた。

姉とは好みが似ていたので、やりたいことが重なることは多々あったが、ランクの高い姉と比べられるのが嫌で、姉が選んだ部活や習い事も諦めた。自分がやりたいと思ったことも、友達に譲った。私が我を通したせいで、誰かが我慢しなくちゃいけなくなるのは嫌だった。

そんな私を周りの人間は〈優しい〉と評した。他人がそんなふうに言ってくれるのはありがたかったが、自分の卑屈な行動が嫌いだった。

そうやって、自分を抑制して生きてきた。誰かに強制されたわけでもないのに、自分自身で決めた規律という縄で縛るべきだと、何の疑いもなく信じていた。

私が摂食障害になったのは、限界がきたからかもしれない。

本当はずっと、身体に食い込んだ縄が痛くて痛くて、仕方がなかった。ドカ食いした後、途方もない後悔しか残らないとわかっているのに、こんな食べ方みすぼらしくて大嫌いなのに、この時間だけが私を自由にしてくれた。

ここは無法地帯だ、私を縛るものがない、誰にも知られなければ誰にも笑われない。破るならいっそ、できるだけ動物のように汚らしく、見たくもない甘くてカロリーが高い食べ物を貪りたいと思った。自分が決めた規律を、自分が最も嫌悪する方法で破ることで、家族や友達に見放されるような、愚かな自分になりたかった。

世界中の人に嫌われれば、もう好かれる努力をしなくて済む。自由になれるのだ。

ドカ食いは、私にとって、最も軽蔑し、最も崇拝する行為だった。

4 話せない秘密

北三病棟にいるときは、自分の些細《ささい》な感覚の変化に気づくことができた。感覚が過敏だったというよりは、小さな音を感じ取れるくらい周りが静かだったのだ。自分の内部に耳を傾ける感覚は、頭から足の先まで血脈が広がっていくのに似ていて、感情の嵐に呑《の》み込まれて冷え切っていた身体が、体温を取り戻して自由に動けるようになったように感じた。

18 摂食障害の患者は、筆者のように、自分の意見や考えを他者に伝えることを苦手としている人が多い傾向にある。

でも今は、ぐちゃぐちゃだ。待ち望んでいた空腹も、満腹も、探す間もなくわからなくなってしまった。枯渇感や気持ちの悪さは漠然と身体の中にあって、これらが何に起因しているのか摑めない。食べるのが怖くて食べる振りで誤魔化して、一度食べ始めると化け物のような衝動に襲われて吐き気がするまで止まれない。こんなことが、毎日続いて、また食べ物の食べ方がわからなくなってしまった。

自分の感覚を疑ううちに、感情にも自信がなくなった。私の一日の感情は苦しみが大半で、一人でいると、自分の不甲斐《ふがい》なさを嘆く言葉で心が濡《ぬ》れそぼった。それでも私は笑うことができた。他の誰かと一緒にいると、一種の反射みたいに、何でもない素振りで冗談を言えた。しかも、ちゃんと楽しいと思っている感じもした。次第に自分の感情が本物かわからなくなった。

でも他人の感情は、私とは違う。彼らは自分の感情を疑わない。何の躊躇いもなく、感情を発露させているように私には見える。彼らは普通だから、当たり前の食欲と感覚を持っているから、それが可能なのかもしれない。

他人がとても清らかな生き物に感じる。うらやましい、私だって、私じゃないものに生まれたかった。皆と同じように、この身に確かなものがほしい。誰か、神様？　誰でもいいから、疑いようのない衝動をくれよ。二度と迷わなくて済むくらい、強くて純粋な衝動を。

＊ ＊ ＊

高校二年生の夏頃から、教室内には大学受験の匂いが徐々に漂い始める。特にテストが返却された後は色濃く渦巻き、隣の席に座る友人との差を否応なしに突きつけてくる。

私はその中でため息をつく側だった。ドカ食いが酷くなった五月下旬のテストで一気に成績が悪化してから、偏差値のグラフは横ばいだった。

拒食症が酷かったときも、ドカ食いをしている今も、食べ物のことばかり考えてしまうのは同じだが、前者のときは、食欲以外の欲望も抑えることが自然にできた。誰かに強制されなくても、さぼりたいという欲を抑制して勉強に打ち込めたおかげで、入院直前の高校一年生の十月のテストでは一番良い成績を残せた。今思えば、あのときの私は命を削って勉強していたのだろう。しかし、食欲を解放してから自分の欲望を上手く抑制できず、勉強への意欲も薄れてしまった。

今は、ただ何となく授業を受けているだけで、志望大学も決めていない。

そんな中、友達が大学受験のために塾の夏期講習に通うという話を聞き、私は焦った。せめて大学のどの分野に進むかくらいは絞ろうと、自分のやりたいことを考えているうちに、幼い頃から好きだった絵を描くことを思い出した。

真っ白な紙の上に鉛筆を置いて、すうと表面を滑らすと、右腕のストロークの動きに応えるように心臓が速くなり、身体中に血が駆け巡る。この興奮の中にになら何時間でもいられた。拒食症になってからあまり絵を描かなくなっていたが、将来は美術に関わりたいと思った。

資料室で調べてみると、美術関連の大学には実技試験があり、筆記試験より実技試験の方が重視されると知った。私は一人で描くのが好きだったので、これまで絵を習ったことも美術部に入ったこともなく、美術に関する知識は学校の授業で見知ったものしかなかった。この戦闘能力ではライバルたちに勝てそうもない。すぐに近隣の美術教室を探し、夏休みから通うようになった。

小さな美術教室の扉を開けると、熟成した油のような匂いが真っ先に鼻を突く。この独特の匂いが、油絵に使うテレピンという画材のものだと知ったのはかなり後だ。教室には至る所にイーゼルが並んでいた。教室の生徒たちは、絵を描いたり粘土をこねたり色々な作業をしていた。彼らは見たことのない制服を着ていて、私と同じ高校の生徒はいなかった。

私がこの教室を選んだのは、ホームページにあった〈上手く描くより表現を楽しむ〉という文言に惹《ひ》かれたからだ。この教室は、美術大学合格に特化した教室というよりは、個人の作風を尊重する風潮で、技術指導も基礎的な技法を教わった後は好きに描かせてくれた。この教室の方針は私にとても合っていて、教室に行くのが楽しみになった。

休日のレッスン日は、午前と午後の間に昼休みがあり、生徒たちは飲食用の休憩室で昼食を食べる。私は昼は何も食べないか、カロリーの低い飲み物だけと決めていたから、休憩室に行かなかった。教室から徒歩十分のところにあるドラッグストアに行き、他の生徒に見つからないように、駐車場の建物の影に身を隠して昼休みが終わるのを待った。

昼休みに「一緒にご飯を食べよう」と誘われたり、どこにいるのかと聞かれるのが怖くて、他の生徒と話さないようにしていたから、美術教室に友達は一人もいなかった。

ドカ食いを始めてから、他人と関わるのを避けるようになった。クラスメイトとも、当たり障りのない話をするだけで深く関わらない。自分の容姿や体型、成績が低いことに気後れしていたこともあるけれど、それ以上に新しい人間関係を作るのが億劫《おっくう》だった。

クラスで新しく友達ができたら、その子の前でも弁当を食べる振りをしなくちゃならない。それに、「お菓子をシェアしよう」「帰りにクレープ屋に行こう」などと誘われる機会が増えると、その分断るのが大変になる。

小学校から一緒の同級生数人と、同じ部活の同級生とはずっと仲が良かったけれど、学校以外での接触はなるべく避けた。放課後は食料調達があるし、毎晩ドカ食いをするから遊べない。休日どこかに遊びに行っても、ドカ食い以外の食事はゼロカロリーにしなくちゃいけないから、何も食べられない。ドカ食いを円滑に行うためには、一人の方が都合が良かった。

私は、友達の誰にも自分の病名すら話さなかったが、それは友達を信頼していないからではない。極度に痩せて長期で学校を休み、学校に来たと思ったら途端に太る。そんな私は、誰が見ても明らかに異質だったけれど、どうしても皆と同じ「普通の高校生」だと思われたかった。秘密を隠して弱みを見せず、可哀想なんて絶対に思わせない、そうして自分のちっぽけなプライドを守った。

それが上手くできていたかはわからないけれど、友達は誰一人離れていかなかった。私に何も聞かず、哀《あわ》れむことも避けることもなく、ただ側にいて、何一つ変わらない友情をくれた。

それは、私が摂食障害になっても、彼女たちにとって変わらない存在であるという証明だった。自分の感覚と感情すら信じられなくなってしまった私には、自分がそのような友情を築くことができる人間だということが、どれだけ自信になったかわからない。友達がいなければ、このときも、この先も、生きていけなかったかもしれない。

* * *

部活動に復帰してから、私は休まずに活動した。相変わらず顧問の先生は鬼のように厳しくて、冷酷無比の注意ラッシュで一年生が泣くのは最早恒例行事だ。二年生になってもボロクソに言われるのは同じだが、耐性がつく。先生の言うことは的確なので、私たちは頷いてもう一度チャレンジするしか道はないのだけれど。

部内の二年生はとても仲が良く、居心地が良かった。馬鹿な話の合間にキツイなんて文句を言いながら、学校が閉まる時間まで残って部活に励んだ。楽しさの一方、約一年のブランクから生じた実力差は嫌でも感じた。同級生は何の不満も言わないが、何をやっても質も速度も劣る自分が情けなかった。

私の部活では、二年生と一年生数名がグループを組んで数か月活動する。私も一年生三名とグループを組んで活動していたが、私が指示を出すと、後輩の男子生徒たちが不機嫌そうな、含みのある顔をするのに気がついた。

実力のない私が、自分たちに指示を出すのが気に入らないのだろう。私が実力をつけて、後輩の信頼を得れば解決する。そうとはわかっていても、やはりそのような態度をされると心が震えた。自分の実力不足の他にも、容姿や体型のことを陰で言われているのではないかと心配になり、後輩の前に立つのが怖くなった。

そんなとき、お気に入りの靴を履いた。ヒールのある、大人っぽいローファーだ。繊細な飾りに目を奪われて一目惚れして購入した牛皮の革靴で、二万円くらいした物だ。

ヒールは校則違反だから、生徒指導の先生が来ない土曜日の部活に時折履いた。この靴を履いているといつもより視線が高くなる。自分の容姿や部内での立ち位置に自信がなくて前屈みだった姿勢が、自然とのびてしゃんと立てるようになった気がした。私にはおしゃれ過ぎるかもしれないけれど、素敵な靴は履いている人を強くしてくれると思うから、少しだけ力を借りることにしていた。

5 私を笑わないで

高校三年生になった。私の生活は相変わらず歯車が狂っていたが、家族はドカ食いに気づいていないようだった。私は自分の秘密が守られていることに安堵しながら、心のどこかで家族に昏《くら》い気持ちを抱いていた。

私は家庭に恵まれているのだろう。両親は、入院中何度も「帰ってこい」と言ってくれた。母は仕事を早退して何度も面会に来てくれたり、私が食べられる料理を毎日作ってくれて、父は私の進級が危うかったとき「娘が頑張っているから待ってほしい」と学校にかけ合ってくれた。

しかし、通院がなくなってから、家族の誰も拒食症のことに触れようとしない。

拒食症の経験を両親に話したいと思ったけれど、自分から切り出すのはどうしても怖かった。だから、わざと母や父と二人きりになる機会を作って、話しかけられるのを待った。けれど、振られるのはテレビや受験の話題ばかりで、そのまま一年以上経ってしまった。

両親は私に無関心なのではなく、私に苦しい記憶を思い出させないよう気を遣っていることも、専門家に治療を委ねて自分たちは受け入れる姿勢を取っていることも理解している。理解はしていても、両親は私と向き合うことを避けているのではないかという疑念が、心にこびりついて離れない。私を傷つけないために、守るために、そうやって禁句のように扱われたら、私がやったことも感じたことも、最初から何もなかったみたいじゃないか。[19]もしかしたら、両親は私が太ればそれでいいと思っているのかもしれない。私が、何を思い、何をして、どう生きてきたかなんて、きっと誰にも必要ないのだ。

私は黒田先生と出会う前と同じように、溢《あふ》れる感情を体内に循環させるようになった。濃度が徐々に増し、流れがゆっくりになっていくのに気がついていたけれど、放置するより他なかった。

友達から指摘されたことはないから、食べる演技も上手くやれているのだろう。昼食の時間、楽しそうに弁当を食べる友達を見ていると、どうやって食事をやめているのか不思議になる。最初は弁当の中身を空っぽにしたら、自然と満腹感が湧いてくるのかとも思ったが、

19　水島広子《みずしまひろこ》氏は著書の『拒食症・過食症を対人関係療法で治す』で、摂食障害の患者の家族は、患者の話す言葉を遮らずにしっかり耳を傾ける、傾聴の姿勢が大事だと主張している。

「もうお腹いっぱい」と弁当を残しているのを見ると、満腹感が先なのかもしれないとも思う。私もたまに真似をしてみるけれど、やっぱりよくわからなかった。

＊　＊　＊

太ってから、学校に一人でいると、三、四人の男子生徒に笑われるようになった。話している内容は聞き取れないが、チラチラと私を見て薄ら笑う様子から、何を意味しているのかなんて嫌でもわかる。

痩せていたときは、遠巻きにして気味悪がっていたくせに、太ったら面白くなったらしい。部外者はいつも自分勝手だ。私がどうやって生きてきたかも知らないくせに、自分の文脈でしか他人を見ようとしない。そして、言い逃れのできる安い遊びをする。

幸いそれ以上の目立った嫌がらせはされなかった。彼らも大学受験を控え、他人に構っている暇などないのだろう。進学校で良かったと初めて思った。

笑い声が聞こえるたび、痩せたいなと思う。でも、痩せて注目されたいとか、可愛いと言われたいわけじゃない。何も言わずに無視してくれて構わない。ただ、私の姿形や言動や存在を笑わないでほしい、それだけだ。

学校生活において、〈容姿が整っていること〉と〈痩せていること〉は一定のステータスがある。それは年齢が上がるにつれ顕著になり、クラス内のカーストとして、生徒たちに身分の違いを突きつけてくる。

私の学校でも、小学校高学年くらいから他人の容姿や体型についての話題が増えた。当時から私はあまり目立つ生徒ではなく、クラスの片隅で少人数の友達と話しているような子どもだった。あがり症で、人前に立つと顔が真っ赤になってしまうので、目立ちたいなんて思ったことがなかった。絵を描くのが大好きで、暇さえあればノートに落書きばかりしていた。休日は、近所の男の子と女の子と姉の四人で、野山を駆けずり回って遊ぶことが多かった。

流行やクラスのグループ派閥というものに疎く、友達の容姿に対しても個人の顔の違い以上の意味を感じたことがなかった。だから、容姿の差で線引きをするクラスメイトが理解できなかった。でも、クラスではそれが当たり前の価値基準になっていたから、従うことにした。その基準では自分が低い順位しか得られないことを知ると、急に人の目が気になるようになった。

中学生になると、容姿と体型による区別はより酷くなった。毎日の休み時間に、他人の容姿や体型をからかうクラスメイトの声が聞こえてくると、自分も言われてはいないかと不安になった。

中学で、同じクラスの花《はな》ちゃんという女の子と仲良くなった。花ちゃんは、彼女が使った物を触らないようにするなど、当時のクラスメイトから遠巻きにされていた。私は花ちゃんを面白い子だと思っていたし、素敵なところもたくさん知っていたから、それを知った後も変わらず仲良くしていた。花ちゃんともう一人の友達と私の三人で、休み時間に話したり、家で遊んだりした。

ある日の放課後、私は同じクラスの女の子と話しながら土手を歩いていた。会話の途中、その子が「あ、そうだ」と高い声で言った。

「今日、私の班で花ちゃんの話になってさ。そのときに、美晴ちゃんの話も出たよ」

彼女の口振りから、花ちゃんの話題が良くないものであるとわかり、直感的にその先に続く言葉を聞きたくないと感じた。

「男子が『花もキモいけど、美晴もキモいよな！』って言ったら、班の他の子も笑ってたよ」

突かれたような痛みが心臓に走って、口をつぐんだ。恐れていたことが現実になってしまった。隣を歩く友達は、話している最中も今も微笑んでいる。彼女の笑みが、この事実をより一層冷たく鋭利なものにしている気がした。

友達は何事もなかったように、すぐに話題を変えた。その態度があまりに落ち着いていて、動揺している自分の方がおかしいのではないかという疑念が浮かんだ。この事実は誰もが思う当たり前のことで、私だけが気づいていなかったのかもしれない。

彼女の話に相槌を返しながら、考えた。花ちゃんと仲良くしていたもう一人の友達は、何も言われていなかった。その子は顔立ちが可愛く、背も高くスタイルも良くて、小学校の卒業アルバムの「かわいい子ランキング」にも入っていた。やっぱり、同じことをしても容姿が悪ければ笑われるのだ。

この一件から、自分の容姿をさらに気にするようになった。鏡や写真など、自分の姿が映る物を徹底的に避けた。行事の集合写真を逃げたときは、さすがに先生に怒られた。

中学三年生になると、他人と目を合わせるのが怖くなった。正確には、他人が私の姿を見ているという状態に耐えられなくなった。他人と対面で話していると、家族も、友達も、内心では私のことを気持ち悪いと思っているのではないかと不安になり、俯いたり目線を外したりして何とか他人の視線から逃げようとした。

これと同時期に自分の髪の毛をいじる癖がついた。母に「髪の毛をいじるのは自分に自信がないからなんだって。みっともないからやめなさい」と言われたが、気がついたら髪の毛ばかり触ってしまう自分がいた。その癖は高校生になってもやめられないままだ。

6　三年間の結末

高校三年生の夏を過ぎると、大学受験一色になった。校内テストや外部模試がひっきりなしに行われ、希望大学との差を示した偏差値のグラフが生徒たちを一喜一憂させた。

私は成績を戻そうと、放課後や休日など暇さえあれば自習室で勉強をし始めた。しかし、勉強中も枯渇感は襲ってきた。必死に我慢したけれど、時折勉強を中断してスーパーに走った。

スーパーのパン屋で菓子パンを三、四個買い込み、なるべく人目につかないよう、イートインの端の席で普段より少ない量のドカ食いをした。パンをどれだけ口に詰め込んでも、満たされている感覚なんて微塵《みじん》も起こらなかった。

この間にも同級生は夢に向かって歩んでいるというのに、なぜこんな馬鹿馬鹿しいことをしているのか、食べたくないのにどうして必死に食べているのか、何一つわからなかった。

昼に少しドカ食いをしたくらいでは、夜のドカ食いはやめられなかった。こんな風にしか生きられない自分が、憎しみを通り越して哀れだった。


大学に進学したら、家を出ようと決めていた。両親は、私を心配して家から通える大学を勧めたが、私はそれを嫌がった。

北三病棟を退院してから一年と半年、その間に何度も最低なことをしてきた。家族も、この土地も、友達も、好きだ。感謝もしている。けれど、温かで柔らかいはずの全てのものが、罪を囁《ささや》いてくる。繰り返しドカ食いをして身体を殴った自分の部屋、ドカ食いの食料調達をしたスーパー、食べる演技をした高校の教室、母の弁当を袋に詰めたトイレ、枯渇感が我慢できず人の視線に晒されながら食べたイートイン、様々な思い出と、心にこびりついた罪悪感が渦巻くこの土地に留まるのは、これ以上耐えられそうにない。

もう、他人のために食べるのは疲れた。誰も私を知らないところに行って、自分のためだけに食事をさせてほしかった。

「どうしても地元を出たい」と言うと、姉のいる大学ならいいと父は言った。姉が近くにいれば安心だから、と。私は姉と同じ大学の美術科と、滑り止めのために地元の大学の美術科に出願した。

＊　＊　＊

空は晴天、桜の見頃には少し早い、そんな日に卒業式を迎えた。胸のコサージュは卒業生の証《あかし》のはずなのに、人工的なピンク色は全てを偽物にしてしまうような安っぽさがあった。卒業式の会場に響く名前も、受け取った卒業証書も、別の人間に与えられたものみたいで、実感が湧かず涙も出なかった。

でも、この日を迎えられたのは一つの成果なのだろう。問題はまだ山積みだけれど、私が生きようと必死にあがいてきたから、友達と一緒にここに立つことができたのだ。

卒業式が終わると、部活の同級生と部室に挨拶に行った。部室には顧問や後輩が全員集まっていて、卒業生は一人ずつ卒業の言葉を述べることになった。

部活動は、私にとってかけがえのない時間だった。けれど、別れの言葉を口にしようとしたとき、真っ先に出てきたのは悔しさだった。思い描く理想に、圧倒的に能力が足りなかった。それは休部したからではなく、自分の力不足だ。もっともっと……どんなに歪《いびつ》でもいいから、やり切ったと納得するものが作りたかった。自分自身が不甲斐なくて、涙が落ちるのを止められなかった。

部室から出ようとすると、一学年下の後輩の男子生徒から手紙を渡された。

その後、カラオケで夜まで騒ぎ、もうすぐバラバラの土地に進学する友達との別れを惜しみ合った。

帰宅し、自分の部屋で寄せ書きや友達からの手紙を読み返していると、ケータイに卒業式の写真が送られてきた。友達の隣でピースする自分の姿は、相変わらず太っていて醜いけれど、心底嬉しそうな顔をしていたから保存ボタンを押した。

そのときふと、後輩から手紙をもらったことを思い出した。その後輩とは何度かチームを組んだことがあるが、彼の態度から到底好かれているとは思えなかった。無難にお疲れ様でしたとか書いてあるのだろうが、気を遣って手紙を書くなんて意外な一面だと思った。

白くシンプルな封筒をあけ便箋を開くと、数行の短い文章が書かれていた。

〈先輩がヒールのある靴を履いて部活に来ていたとき、同級生の皆と笑っていました。ごめんなさい。〉

「あ……そっか……」

おかしかったかぁ、と言う声は震えでどれほど音になっていたかわからない。そっか、そっか。気づかなかったなぁ。私、綺麗な靴を手に入れて浮かれてたんだ。私もそれを履けば綺麗になれると勘違いしてしまった。急に太って、浮腫んだ足でヒールのあるローファーを履いている様は、さぞかし滑稽に見えただろうな。調子に乗っているように見えたんだろうな。私は馬鹿だ。そんなことにも気づかないなんて、馬鹿だ……。

手紙を持っていた手が震え、紙の上に涙が何粒も落ちた。

あーあ、三年間頑張った結末がこれかぁ。

涙はどんどん溢れてきて、膝の間に顔を埋《うず》めた。そうすれば、涙は落ちないし声も殺せる。

馬鹿だなぁ私は、どうしてこんな簡単なことも、わからないんだろう。

卒業式の一週間後、姉と同じ教育大学の美術科の合格通知が家に届いた。私は四月から、地元から車で片道五時間以上かかる新しい場所で、一人暮らしをすることになった。

コラム
過食症について

このコラムでは、クリストファーG・フェアバーンさんの著書『過食は治る　過食症の成り立ちの理解と克服プログラム』を主に参考にして、過食症について考察したいと思います。この著書では過食症の症状を非常に詳しく取り上げており、私の体験と通じるものも多いと感じました。

過食症の症状

過食症の患者は、過食を日常的に行い、過食行動を自分で制御することができません。過食をし続けるために、自分の健康や生活を犠牲にしてしまいます。

しかし、過食の頻度や食べる物、過食時の感覚など、過食症の症状はかなり個人差があり、「典型的な過食」を定義することは難しいと述べられています。同一人物でも、ものすごいスピードで大量の食べ物を胃の限界まで詰め込む過食と、事前に計画して時には楽しみながら普段禁止している物を食べる過食など、過食の方法を複数持っていることはよくあるとのことです。

一回の過食で摂取するカロリーについても目安はなく、個人または場面によって千単位で差があることも多いそうです。

過食で食べる物の種類も様々ですが、普段避けている脂肪の量の多い甘い物を食べる傾向があるとクリストファーさんは語っています。

極端なダイエット

過食症の患者の多くは、過食と同時に極端なダイエットをすると言います。食事を先延ばしにして夜まで食べなかったり、一日に摂取するカロリーを不適切に低く設定したり、ダイエット食品以外食べなかったり、自分のルールを決めてそれを頑《かたく》なに守ろうとするそうです。

患者は過食を帳消しにするためにダイエットを行っているつもりですが、実際は極端なダイエットが過食の引き金になるのだとクリストファーさんは言います。飢えている状態が長く続くと、食べたいという欲求が強まり、一旦食べ始めると止めることが困難になるそうです。

私の〈ドカ食い〉はまさに過食行動でした。事例と同じく、高校二年生から〈ドカ食い〉以外の食事をゼロカロリーにするという極端な食事制限をしていました。私がどれだけそのルールに追い詰められていたかは、母の作った弁当を捨てるという平常では考えられない行動からも一目瞭然《りょうぜん》です。

排出行動

過食症の患者は、摂取したカロリーを帳消しにするために、自己誘発性嘔吐《おうと》や下剤・利尿剤の乱用などの排出行動も行います。

しかし、嘔吐では摂取したカロリーの約半分しか取り除けないという実験結果が出ているとフェアバーンさんは語っています。下剤や利尿剤についても、大量に飲んでもカロリーの吸収にほとんど影響はないそうです。

このことから、排出行動は痩せることができないにも関わらず、身体に多大なダメージを与える危険な行為だと言えると思います。

特に頻繁《ひんぱん》な自己誘発性嘔吐は、身体へ深刻な影響を与えます。

嘔吐の身体への深刻な影響

胃酸によって歯のエナメル質が腐食し、一度腐食してしまった部分は戻らないと言います。

また、頻繁に嘔吐をすると、体内の水分量や電解質（カリウム・ナトリウムなど）の異常を引き起こし、低カリウム血症で重度の不整脈になることもあるそうです。

その他にも、唾液腺が腫れて顔が太ったように見えたり、喉の表皮が傷つき炎症を起こして喉の枯れや痛みが出ることもあると言います。

これらの症状は、嘔吐をやめることで、改善または進行を止めることができると述べられています。

極端な体重コントロールの心理的な影響

小野瀬《おのせ》健人《たけひと》さんの著書『「食べない心」と「親の心」』によると、摂食障害の患者は集中力が低下し、日常生活の簡単な行為をやり遂げる集中力すら保てないこともあるそうです。

　私もドカ食いをするようになってから、高校の勉強に身が入らず成績が落ちたり、大好きな制作にも集中できなくなりました。

　同書では、〈本を読んでも前のページに何が書いてあったのかさえ覚えられないほど集中力がない〉（小野瀬　2014、p.120）とも述べられていますが、私も同じような経験をしたことがあります。

〈霧の中を歩いているみたいだ。霧に手足を隠されるように、その中に文字を落としてもすぐにそれが何だったのか思い出せなくなる。〉（5章・4）

過食症になるきっかけ

極端なダイエットの反動で過食症になる場合の他に、拒食症が過食症に転じる場合もあります。

　稲沼《いなぬま》邦夫《くにお》さんの著書『こどもの摂食障害　エビデンスにもとづくアプローチ』には、拒食症の症状が回復し徐々に食べられる量が増える過程で、過食行動が生じることがあると述べられています。この過食行動は、理性で制御できない強烈な衝動から引き起こされるもので、手当たり次第に大量に食べてしまうそうです。

　体重の回復には繋《つな》がるものの、太ることへの恐怖を強めたり、過食症になるリスクが高い行動だと稲沼さんは指摘します。過食症に転じるのを防ぐためには、患者が大量に食べたいと望んでも、定量摂取をサポートする周りの協力が大切になるそうです。

私の場合、医師の診断は受けていませんが、拒食症から過食症になったと思われます。しかし当時の私は、ドカ食いはただの食べ過ぎに過ぎず、自分が病気だとは少しも考えていませんでした。食欲を我慢できないのは意思が弱いからだと思い込み、自分を情けない人間だと責め続けました。

他の過食症の症例と比べると、〈ドカ食い〉を始めた直後以外、私の過食は比較的少ない量だと思います。私の過食が酷《ひど》くならなかったのは、自己誘発性嘔吐をしなかったからかもしれません。私は嘔吐することに抵抗があったため、排出行動は下剤のみでした。

過食に悩む人たちへ

クリストファーさんは、過食症をより困難にさせている理由について次のように語ります。拒食症は一目でわかるほど痩せ細るため周りが気づきやすいけれど、過食症は標準的な体型が多く、他人との食事は普通の量に抑え一人のときに隠れて過食をするため、病気が露見しにくい、と。また、過食症は女性が多いイメージから、男性は自分が過食していると認められないこともあるそうです。

私は過食症の辛《つら》さの一つに、孤独があると思っています。ドカ食いをした後に自分の部屋に一人取り残されるのが、本当に孤独で辛かったのです。それでも、食べ物を貪る自分を他人に知られるのが恐ろしくて、誰にも打ち明けられずに何年も苦しみました。

過食症で悩んでいるのは、あなただけではありません。過食をしてしまうのはあなたのせいではありませんし、恥ずかしいことでもありません。勇気を出して、親しい誰かに打ち明けたり、病院に行くことを躊躇《ためら》わないでほしいと思います。

参考文献

・『過食は治る　過食症の成り立ちの理解と克服プログラム』　クリストファーG・フェアバーン著　永田《ながた》利彦《としひこ》監訳　藤本《ふじもと》麻起子《まきこ》、江城《えしろ》望《のぞみ》訳

・『「食べない心」と「親の心」』小野瀬健人著

・『こどもの摂食障害　エビデンスにもとづくアプローチ』稲沼邦夫著

*

第5章

*

回復期

*

1　新しい生活

人生で初めて手に入れた私の城は、大学から徒歩十分のところにあった。１Ｋ５畳、ユニットバス、まな板を置くスペースがないキッチン、空気の入れ替えにしか使い道のない極狭ベランダ、朝一番はなぜか茶色い水が出る水道、こんな感じの古びたアパートだ。

大学のサークルは、弦楽器のオーケストラに入部した。音楽にはずっと興味があったのだが、姉が中高で吹奏楽やバンドをしていたため、比べられるのが嫌でずっと避けてきた。それから、音楽ができなかったことより、自分の悪癖に従って何もせず諦めてしまったことが、ずっと心に引っかかっていた。〈初心者でも丁寧に教えます！〉と書かれた看板を見て、自分にもできるかと思い入部を決めた。

一人暮らしを始めてからも毎日ドカ食いをすることは変わらないが、症状は軽くなった。嘘《うそ》みたいだが、自然とそうなった。枯渇感は痛みよりも疼《うず》きに近い感覚に弱まった。強い衝動を伴うドカ食いは、変動があるが月一、二回くらいにまで減った。この変化は、食事の時間や量を自分でコントロールでき、ドカ食いを誰かに邪魔される心配もなくなったおかげで、ストレスがかなり軽減されたからかもしれない。

夕食にドカ食いをするために、それ以外の食事ではカロリーを摂《と》らないようにした。

朝食はブラックコーヒー一杯。昼休みに大学の友達に学食に誘われたら、「用事がある」「朝食をたくさん食べた」と断る。頑《かたく》なに昼食を食べないことを、友達がどう思うか心配だったが、食べる振りはもう二度としたくなかった。

昼食は低カロリー栄養ドリンク一本[1]。大学図書館で画集を見るか課題をして昼休みを潰し、午後の授業から友達と合流する。授業が終わると、帰り道のコンビニやスーパーでドカ食い用の食料を買い込んで帰宅。お風呂に入った後、小さなキッチンで野菜スープやサラダなど、野菜を使った低カロリーの料理を作る。それを何杯か食べてから、ドカ食いを始める。

高校生までのドカ食いは、拒食症の頃に食べられなかったパフェサイズのアイスや菓子パンやケーキなど、甘くてカロリーの高い物をたくさん食べないと満足できなかった。しかし現在は、アイスや生クリームの載ったプリンなどが一、二個あれば、他はゼロカロリーのゼリーや、かき氷やドライフルーツ[2]などカロリーが低めの甘い物を織り混ぜても反動は起きない。

1　一本20キロカロリー以下のドリンクを選んで飲んでいた。

2　かき氷アイスは一個約100キロカロリー、ドライフルーツ約175キロカロリー（50グラムあたり）。

その一方、ドカ食いの時間は長くなった。買い込んだ食料を半分くらい食べた後、しばらく絵を描き、アイスを食べ、また絵を描く、みたいな感じでダラダラと何時間も食べ続ける。夜の十二時近くになり睡魔を感じると、歯を磨いて布団に入る。その頃にはお腹《なか》は張り裂けそうになっているが、次の日の朝にドカ食いがしたくなって大学に行けなくなるんじゃないかと不安で、食べ過ぎるくらいじゃないと安心できない。朝起きると、お腹の中に食べ物が残っているみたいで気持ち悪く、朝食はブラックコーヒーだけで十分になる。

平日はこの繰り返し。サークルのない休日は、朝からドカ食いを始め、家にいる間は何かしら食べているような感じだった。

体重は54キロくらいで、高校生の頃とあまり変わっていないが、満足しているわけじゃない。頭の片隅に、ダイエットの文字がうっすらと点滅しているみたいに、あわよくば痩せたいと常に思っている。だから、ドカ食い以外はダイエットを前提にした食事を絶対に守った。

野菜は、自分の中で太らない食べ物に分類されていたので、ドカ食い前にサラダや野菜スープ、煮物を作る。調味料から余計なカロリーを摂取しないように、醤油《しょうゆ》・塩・胡椒《こしょう》・料理酒・みりん・だし・ノンオイルの青じそドレッシングしか使わない。コンソメも、トマト缶も、カレー粉も使えないから、スープの味つけはいつも同じだ。

ダイエットのために、野菜スープに春雨を入れてかさを増し、身体の代謝を上げるためめすりおろした生姜《しょうが》を入れた。

一番抵抗がある油は、フライパンに引くのすら嫌だ。煮物を作るときも、絶対に炒《いた》めない。炒める工程のある料理は作れないから、私が作る料理はサラダやスープ、煮物ばかりだ。

その他で決めていたことは、ドカ食いの後に便秘薬を飲むことだ。お腹の中に長時間食べ物があると太る気がして、早く身体の外に出したくなる。最初は規定量を守っていたけれど、薬に慣れて効かなくなるたび量が増え、やがて二倍の量を飲むようになった。

あとは、家に体重計は置かないことにした。一度量ってしまえば、自分の体重が1キロ増えるのも気になって、ドカ食いすらできなくなりそうで怖かった。

＊　＊　＊

入学から数か月、大学生活は順調だった。美術科の実技の授業は、金工や陶芸など新しい技術を学べて面白い。

美術科の友達やサークルの人間関係も上手くいっている。予想外だったのは、サークルがかなり本格的なことだ。活動は週三回、演奏会は年四回あり、演奏会ごとにかなりの曲数を覚えなければならない。技術顧問はプロの演奏家で、演奏技術も高いものが求められた。

私は譜読みするだけで時間がかかり、自分のパートの弦楽器の音がまともに出せるようになるのに一か月くらいかかった。合奏についていくために、授業外の多くの時間を使って練習しなければならなかった。

サークルを始めてから、先輩から外食に頻繁《ひんぱん》に誘われるようになったが、私には外食なんて考えられなかった。

私を一番不安にさせるのは、〈食事を自分でコントロールできない状況に置かれる〉ことだ。朝と昼はカロリー制限をし、夕食に好きなだけ食べる生活が邪魔されるかもしれないと考えただけで、不安で堪《たま》らなくなる。

しかし、今後の人間関係を考えると、ずっと断り続けるわけにもいかない。苦肉の策として、二週間以上前に予告されたものだけ参加することにした。予《あらかじ》めわかっていると、心の準備もできるし、何より事前にカロリーの調整ができる。外食の前日のドカ食いを半分くらいにし、当日の朝と昼は飲み物以外摂らないようにすれば、外食で高カロリーな食事をしても平気だと自分を安心させられた。高校生の頃からずっと、カロリーを減らすと、なぜだか「自分は大丈夫だ」と思えて心が楽になるのだ。

ドカ食い中心の栄養が偏《かたよ》った食生活で、病気にならないかと内心不安だったのもあり、外食では普段避けている肉や魚などのタンパク質や、米・麺類などの炭水化物も食べるようにした。揚げ物は見たくもなかったが、不審に思われないために一つくらいはつまんだ。

それでも、外食では食べたい物よりも、カロリーが低い料理を自動的に選択してしまう自分がいる。外食で我慢のたがが外れ、家に帰ってから甘い物を食べてしまうことも多々あり、外食に行くのは最低限にした。

＊　＊　＊

私の通っている教育大学では、夏休みに集中講義という短期間で一科目を履修する講義がある。美術科一年生は、色彩学[4]が必修科目だ。

講義の中で、〈光の三原色〉の話を聞いた。光の三原色とは、赤・緑・青の光を混ぜると明るくなり、白に近づいていくという混色方法だ。教壇前のスクリーンに映された、三色の円が重なり合った図を見ているうちに、北三病棟で出会った患者たちのことを思い出した。

高校一年生のとき、精神科病院に入院させられると聞いて私は怖くなった。テレビで見た、精神科病院の閉鎖病棟の映像が頭にチラついたからだ。それはぼんやりとした記憶だったが、薄暗いテレビ画面の中で、患者と思《おぼ》しき人の叫び声と、看護師の甲高い声が混じり合ってい

3　楽曲が演奏できるよう、音程や強弱、速度などを含め楽譜を読み込むこと。
4　色の種類などの基本知識や配色について、また色が心理に及ぼす影響などを学ぶ講義。

た。真っ白な病室も、そこに蠢《うごめ》く人間も、自分とは違う世界のものみたいだった。

高校一年生の私は、世界には〈健常な人間〉なるものがあって、拒食症になった私は、そこから外れて違う生き物になったと思っていたのかもしれない。まるで自分の入っていた器が、ある日突然〈別の形の器〉に入れ替えられてしまったみたいに。

現在は、うつ病などの精神障害に関してテレビで報道されており、患者の体験を綴《つづ》ったエッセイや動画なども発信されているので、病気についてある程度認知されているかもしれない。しかし、私が高校生の頃は情報に乏しく、知識不足からくる世間の偏見が強かったように思う。当の私も、拒食症という病名を聞いたことすらなかった。

実際に北三病棟で生活して感じたことは、当たり前かもしれないが、皆同じ人間だということだ。神経質で繊細な人が多い印象だったが、〈別の形の器〉なんかじゃなかった。このとき自分が感じたことを何と表現するべきか、退院してからずっと考えていた。

赤・緑・青の三つの光が重なった地点は白くなる――もし白を〈健常な人間〉、赤を〈うつ病〉、緑を〈拒食症〉、青を〈パニック障害〉とたとえると、〈健常な人間〉は〈様々な精神障害（色）を平均的に含む〉ことになる。私が当事者として感じたことは、これに近いのかもしれない。医療的な根拠なんてないし、これが正しいと言いたいわけじゃない。私が感じたことを自分自身が整理しやすいように、構造を借りただけだ。

私たちの器は変わっていない。光の当たる角度が変わっただけだ。

そう考える方が、私は救われる。

＊　＊　＊

集中講義が終わると、長い夏休みが残った。サークルと、美術科で仲の良い友達と数回遊んだのと、お盆の帰省以外は部屋に籠《こ》もって絵を描いた。テレビやゲーム、漫画など娯楽の品は部屋に一切ない。一人で電車に乗るのも怖いし、特に行きたいところも思いつかなかった。大学がなくなってから、生活リズムが崩れた。ドカ食いは夜だけではなく、家にいる間中いつでも、気の向くまま始まるようになっていた。

夏休みが終わりに近づいたある日、いつものように絵を描いていた。電気代をケチってエアコンを消した部屋は蒸し暑く、全身にうっすらと汗が浮かんでいた。消しゴムを取ろうと顔を上げ、私は動きを止めた。座卓の上の紙と鉛筆を取り巻くように、アイスとゼリーの容器が転がっている。正座した足元には、描き終えた白い紙が床に散乱し、その隙間にお菓子の袋が見えた。

私は思い出した。今朝目が覚めると、急にドカ食いがしたくなって、コンビニで買い込んだお菓子を食い散らかして、そのまま絵を描き始めたのだ。

冷蔵庫の前にコンビニのレジ袋が落ちていて、中にドカ食い用のお菓子が残っていた。どれくらいで満足するかわからないから、いつも買い過ぎる。冷蔵庫の中には、ダイエットのために常備している、ゼロカロリーのゼリーとダイエットコークが入っているはずだ。

急に、蟬《せみ》の声が鮮明に聞こえた。こんなに大きな声で鳴いていたのに、全く気がつかなかった。聴覚に誘発されたのか、溶けたアイスの濃厚なバニラの匂いが鼻を突いた。アイスはどうして、溶けた方が匂いも味も甘いの。甘ったるくて、気持ち悪い。

そのとき、この散らかった部屋にあるものは〈全て〉、私が私を愛し守ろうとした残骸、自己愛そのものだと自覚した。

座卓の上の描きかけの紙をぐちゃぐちゃに丸めて、転がっていたアイスの容器と一緒にゴミ袋に入れ、きつく口を縛った。

私はその日から、絵を描けなくなった。

2　空白の意味

一年生の夏休み以降、自分の部屋で絵を描いていない。

紙の上に鉛筆の先を置いても、急にどうしたらいいのかわからなくなって、何も描けないまま鉛筆を置く。幼い頃から、鉛筆を持てば描きたいものが溢《あふ》れて止まらなかったのに、あの日以来、何も感じない。目の前の白い紙を見つめていると、自分はなんてつまらない、空っぽな生き物なんだと感じる。

どうして描けないのか、自分でもわからない。夢中になる感覚が消えた代わりに、胸焼けするような、甘い気持ち悪さが広がって描きたいと思えないのだ。

大学の授業で絵を描くときは、描くべき対象が決められていて、自分で考える必要がないためか、何とか描くことができる。描いている途中、楽しいと感じることもある。でも、以前のような、自分で自由に描くことの興奮には遠く及ばない。

今まで暇さえあれば絵を描いてきたから、部屋で何をすればいいかわからない。動画を見て時間を潰しても、何か足りない感じがする。

そういうとき、無意識に食べ物に手をのばしている自分がいる。何かを食べていると、空白に取り残される時間に意味ができたみたいで、少し気が楽になる。

家にいると食べ続けてしまうので、平日も休日も夜まで大学にいることにした。食欲から気を逸《そ》らすため、大学では楽器の練習や課題など何かしらやっていた。集中できなくても、とにかく時間を潰せればよかった。

作業中に少しでも空腹を感じると、飴《あめ》を舐《な》めて誤魔化《ごまか》した。ビスケットのようにバリバリと嚙《か》み砕いてしまうから、毎日一袋は食べていた。それでも時折、ドカ食いの衝動に負けて売店でお菓子を買い込み、誰もいない空き教室で隠れて食べた。

＊　＊　＊

大学三年生のとき、プロダクトデザインの授業を受けた。最初の授業で、「学内図書館で、装丁のデザインが良いと思う一冊を選ぶ」という課題が出た。高評価を受けたのは、後輩の選んだ、真っ白の装丁にグレーの英文のタイトルが刻まれた本だった。確かにシンプルでおしゃれだと思ったが、なぜだか腑《ふ》に落ちなかった。

授業の後、姉がデザインゼミに所属していることを思い出した。姉は近所に住んでいるが、引っ越し初日に挨拶したきりほとんど会っていない。連絡すると、姉は私を部屋に呼んだ。

姉の部屋でデザインの授業のことを話すと、姉は一枚の名刺を取り出した。

「この名刺はとてもデザインが良いんだけど、なぜだかわかる？」

個人病院の名刺だった。少しクリームがかった白色の用紙の中央に、ロゴマークが印刷されている。授業で高評価を得た本の装丁に似ていた。私は首を振った。姉は用紙の空白部分を指さした。

「ここをよく見て。紙の表面に少し凹凸《おうとつ》があるでしょ。この余白は、これを活《い》かすためにあるの。空白は無意味じゃない。空白も、白い色も、紙質も、文字の形も、文字と文字との行間も、全てがデザインコンセプトを表現するために存在している。全ての要素には意味があるんだよ。美晴《みはる》は、それをしっかり見定めなくちゃいけない」

その言葉を聞いた瞬間、世界が切り替わったようだった。用紙の凹凸の、凹の窪《くぼ》みにある影一つ一つの存在まではっきりと感じる。数秒前まで無意識下で存在しないとみなしていたものが、質量と質感を伴って痛いほど主張していた。

姉から名刺を受け取り、右手の親指で表面の凹凸を撫《な》でた。

「何が言いたいのかわかった。ありがとう」

この件以来、私は自分が作るものの細部まで意味を求めるようになった。そしてデザインの課題が出るたび、姉にデザイン画や試作品を見せながら意見交換をした。

姉と話していると、思考が深く掘り下がり、今まで疑問にすら感じていなかったことに気がつく。話すのはデザインや制作のことばかりなのに、十六年間一緒に暮らしてきたときよりずっと、姉を理解できた気がした。

これまで、姉と私は真逆の存在だと思っていた。容姿の差にコンプレックスを感じていたのはもちろんだが、姉は揺るぎがない強い人で、自分の必要なものを見極め、選び取る力も自信もあった。学校の人間関係も、部活も、着る服も、躊躇《ちゅうちょ》なく選び取り、それで上手くい

5　文房具などの生活用品から家電製品まで、幅広い製品デザインのこと。

っているように見えた。姉は私にないものばかり持っていて、隣に立つのが辛《つら》かった。しかし、互いに二十歳を超えた今、全く違うものが見える。姉が強く見えたのは、話さなかったからだ。家族にも、私にも、弱みを見せなかった。姉だって迷うし、間違うこともある。うっかりすることもある。私は姉に、妹の憧れという重荷を勝手に負わせていたのかもしれない。

私と姉は似ている。制作や物事に対する考え方も、欠けているところも。意外と、皆同じなのかもしれない。ずっと、自分だけが出来の悪い生き物で、仲間外れだと思ってきた。しかし、私は隠しようもなく、姉と同じ、そして他の人と同じようにただの人間なのだ。

＊　＊　＊

プロダクトデザインの授業以降、写真やデジタルなど、作品によって技法を変えて制作するようになった。そのため、三年生の研究室選びで、表現の幅が広い「現代アート」を制作する学生が多い「絵画ゼミ」に入ることにした。

絵画ゼミの研究室は、ゼミの学生の制作室として使われている。私も制作用のスペースを与えられたが、自宅やパソコン室を使うことが多く、研究室を訪れることはほとんどなかった。

ある日の休日、忘れ物を取りに研究室に行くと、誰かが制作しているのが見えた。その人は、研究室の北側の角、窓側のスペースで、自分の背丈より遙《はる》かに大きなキャンバスの前に腕を組んで立っていた。

彼女の名前は夏子《なつこ》といった。同学年だが、派手な夏子と地味な私は仲良くしている友達が違うため、今まであまり関わったことがなかった。

夏子はうちの教育大学では珍しく、自主制作に熱心な学生だ。そもそも、教育大学の美術科と美術大学は、同じ美術の大学でも、環境も学ぶものも全く違う。教育大学は、あくまで教育学がメインだ。実技の授業は、将来生徒に教えることができるよう、美大と比べれば広く浅い知識になる。学生も美術教師になりたい人が大半で、自主制作に熱心な学生は少なく、私の学年では夏子だけが一年生の頃からずっと絵を描き続けていた。

私は夏子に声をかけず、絵を描く様子を扉の前に立ったまま観察した。夏子は何かを思い出したように顔を上げ、キャンバスに近づいた。大きな絵筆にたっぷりと油絵具をつけ、トンとキャンバスに置き、横に長く長く線を引く。その行為を何度も繰り返し、キャンバスの上に流動的な線を幾重にも引いていった。

夏子の使う色は、彩度の低いくすんだ色ばかりだ。くすんだ線と夏子の白いツナギの背中が、キャンバスの余白の白に溶け込んで、全てが霞《かす》んでいくようだった。とても綺麗《きれい》だった。

夏子が作業を終えて振り向くまで、その姿をずっと見つめていた。

＊　＊　＊

九月から行われた教育実習で、高校の美術の授業を三週間担当した。実習が終わったとき、体重が7キロ減って45キロになっていた。

これほど体重が落ちたのは、実習の準備が始まった夏休みからドカ食いが満足にできなかったからだ。失敗しないか心配で、暇さえあれば授業の準備をしてしまい休めなかった。ドカ食いはおろか、一日の食事が缶詰とゼリーだけの日もあるくらい精神的に追い込まれていた。

痩せたことに全く自覚がなかったわけではない。しかし、〈ボディーイメージの障害〉を知ったときから自分の感覚を信用していなかったので、友達に指摘されるまで気のせいかと思っていた。

体重40キロ代をキープするため、ドカ食いを週三、四回に減らすこととした。減らすことは許せても、やめることは絶対にありえなかった。無理矢理ゼロにしても、高校生のときのように衝動が爆発して酷《ひど》くなるのは目に見えていた。

3

まだ病気に支配されている

大学三年生の一月頃から、就職活動を始めた。教育大学の学生は、大半が教師になるため教員採用試験を受けるが、私は教育実習の経験から教師にならず、一般企業を目指すことに決めた。

プロダクトデザインの授業にやりがいを感じていたので、第一志望は商業デザイナーにした。デザイナー職は、自分の作品を集めたポートフォリオが重要な判断基準になる。私はデザインや素材にこだわり、四十ページほどのポートフォリオを一か月かけて完成させた。

デザイナー職は、人気の職種で競争率が高い。私はインターンなど、企業にアピールできる実績は一つもなかった。ほとんどがエントリーシートで落ちてしまい、ポートフォリオを見てもらうチャンスを得ることすら難しかった。

就活を始めて四か月経《た》ち四年生になっても、内定は一つも出ていなかった。私は第一志望を諦め、事務や販売の職種にも応募するようになった。やりたい仕事ではなく、採用確率の高い会社にせざるを得ないと感じたからだ。書類審査は通るようになったが、今度は面接で落ちた。

周りに迷惑をかけないよう、就活中もサークルやバイトは休まなかった。合奏が上手くいった帰りに、お祈りメールを見るのは特に辛かった。

七月。サークルの卒業演奏会と、卒業制作に集中するため、就活を辞める決断をした。就職浪人をすると両親に伝えた。


卒業演奏会は、秋の終わりに行われた。四年間の集大成の大切な演奏会。最終曲が終わると、会場は観客の拍手で満ちた。ステージを降り、OBやOGから労《ねぎら》いの言葉をもらい、後輩らと言葉を交わしても、上手く泣けない自分がいた。

演奏会前日まで、技術顧問には「レベルが低い」「こんな演奏でステージに立つな」と言われ続けた。指が腫れるほど練習しても、技術顧問の求めるレベルに達しなかった。四年生からパートリーダーを任されていたのに、情けなくて恥ずかしかった。

私は今まで、自分のように出来の悪い人間でも、他人より三倍努力すれば人並みの結果が得られると思ってきた。高校生のときは、入院やドカ食いに時間を使ってしまい、部活も勉強も満足にできなかったから、大学こそは頑張りたかった。

サークルには、大学生活で一番時間を割いて練習してきた。けれど、私の四年間は技術顧問が合奏の練習中に床に叩《たた》きつけた指揮棒のように、軽く、転がっていくような、価値のないものだったのかもしれない。

努力は報われるわけじゃない、なんてありきたりで誰もが知っていることだ。でも、それを思い知らされた瞬間は、本当に、クソみたいに、自分が嫌になる。

＊　＊　＊

私の卒業制作は、紙を原料にした半立体作品のため、自分の部屋で作業ができなかった。卒業制作の期間中、絵画ゼミの研究室に入り浸るうちに夏子と話すようになった。

夏子は、初めて会うタイプの人間だった。彼女も現代アートの作品を制作しているが、美術に関する知識が豊富で、会話の中に色々なアーティストや、美術や哲学の思想が出てきた。夏子は、自分の制作について話すとき、特徴的な言い回しをする。私の使ってきた言葉とは違うと感じるのは、美術の概念が含まれているからだけではきっとない。彼女は、自分の思考の原型に言葉を近づけようとする試みに、とても献身的なのだ。言葉を注意深く組み合わせている。

私たちは、制作の合間に、ぽつりぽつりと制作について話した。私は美術の概念をよく知らないから、夏子のような知的なことは言えない。私たちは、いつも一緒にいて騒ぎ合うような友達とは少し違う。互いに似通った何かを感じていて、会話をすることで、それを確かめ合っているような気がする。

ある夜、制作に疲れた夏子と私は、石油ストーブの前に椅子を並べて休んでいた。夏子は石油ストーブの上にアルミホイルを敷き、その上でマシュマロやら煎餅《せんべい》やらを焼きながら話し始めた。

「私がこの大学に入学したのは、第一志望の美大に落ちたからだよ。だから、ここにいることにコンプレックスがあった。教育大に美術のツテなんかないから、美大みたいに有名な人と繋《つな》がることもできない。一緒に頑張る仲間もいなくて、今まで一人で絵を描いてきた。けど、今はここに入って良かったと思ってる。美大に入っていたら、なぜ自分が絵を描く必要があるのか、こんなに自問自答することはなかったかもしれない。苦しかったけど、意味があったよ」

夏子の瞳に石油ストーブの火が反射して、ちろちろと動いている。

「私はアーティストになりたい。ずっと絵を描いて、絵で生きていきたい」

夏子の言葉を聞いたとき、私の頭の中に、研究室の片隅でひたすら線を引いていた夏子の姿が浮かんだ。あのとき、夏子はキャンバスに向かったまま、私のことなど気づきもしなかった。私はその背中を見ながら、夏子の興奮が空気に溶けて、こちらまで漂ってくるような気がした。

自分が望んでいたものは、これかもしれない。

三年のときも、今一緒に制作していても、そんなことを思ってしまう自分がいる。四年間描き続けた夏子と、描けなくなった私。私にとって才能とは、物事にどれだけ執着できるかだ。夏子にはそれがある。

強い焦燥が心を走った。

一度芽吹《めぶ》いた焦燥は、心を荒らし続けた。私は、自分の四年間を後悔していないはずだった。

しかし、今の私では到底夏子と同じことはできない。

中学生までは夏子のように絵も勉強も何時間だってやっていられたのに、拒食症になってから自分は変わってしまった。あの頃は、痩せることに自分の全てを注ぎ込んでいた。それこそ、死んでしまいそうなくらいに。

入院して食事をする自分を許していくうちに、もう一度自分を縛ることが怖くなった。弛《ゆる》ませた紐《ひも》にどのくらい力を込めれば、自分を保ちながら頑張れるのか、わからなかった。

何かに打ち込むことはすなわち、もう一度死に近づくことのように思えた。

自分がまだ病気だなんて信じたくなかったから、黒田《くろだ》先生に「通院を終わりにしよう」と言われたとき、拒食症は治ったのだと思い込もうとした。しかし、自分が変わってしまった原因は、病気に関係しているのではないか——。理由はわからないが、心の奥でそう感じていた。

ずっと目を背けてきたことと、向き合うときが来たのかもしれない。

＊　＊　＊

深夜に自分のノートパソコンを開いた。検索欄に〈摂食障害　症状〉と入力し、エンターキーを押すと、たくさんのリンクがヒットした。私は今まで、自分の病気について一度も調べたことがなかった。知ってしまえば、元の自分には戻れなくなりそうで恐ろしかった。

リンクの一番上をクリックすると、ページが開いた。〈摂食障害について〉という大きな太字フォントの下に、中くらいの大きさで、いくつか病名が書いてあった。〈拒食症〉をクリックすると、症状の説明が出てきた。読んでいくと、〈拒食症は途中で過食症に転じることがある〉とあった。

ページを戻り、〈過食症〉をクリックする。過食症の症状は、私の〈ドカ食い〉に似過ぎていた。手が震える。それでも、目だけは勝手に文章の先を追い続けた。〈摂食障害は、克服が難しい病気である。一度症状が治まっても、大きなストレスを受けると、症状を繰り返すことが多い……〉

調べれば調べるほど、私の行動は摂食障害の患者の特徴そのものだった。ドカ食いだけじゃない。食べ物が絡むと感情が制御できず声を荒らげるのも、他人と食事するのが辛いのも、他人からもらった物を食べられないのも、似たような症例があった。全部、自分のせいだと思っていた。自分の性格が悪いから、家族や友達を傷つけたと、ずっと負い目を感じてきた。

たくさん食べられるようになったのは、拒食症が治ったわけではなく、過食症という新しい病気に変わっただけだ。私の苦しみも、選択も、病気の一部に過ぎない。私は、「病気のせい」という大きな赦《ゆる》しを得ると共に、自分がまだ病気に支配されているのだと思い知らされた。

布団に横になっても、眠気は一向に来なかった。私が拒食症と診断されたのは、十六歳のとき。私は今年、二十二歳になった。カーテン上部の隙間から漏れる光を見ながら、「六年とか、小学校一年生が卒業しちゃうじゃん、長っ」と呟《つぶや》いた。笑えない現実に、ため息も出ない。

私はもう、ドカ食いを崇拝していないし嫌悪も感じない。自分を正常に保つための儀式のようなものだ。ドカ食いそのものよりも、ただやめるのが怖い。無理矢理やめても、拒食症がぶり返すか、過食がさらに酷くなるか、どちらにしろ状況が悪くなるだけだ。

ドカ食いはやめられず、他人と自由に食事もできない。こんな人間が、他の人間と一緒に暮らしていけるはずがない。子どもの頃から、自分もいつか結婚するのかと漠然と考えていたけれど、きっと無理だろう。

自分の食事へのこだわりを守り続ければ、心の平穏を保っていられるのかもしれない。けれど、そこには誰もいない。私は一生、狭い部屋の中で、窓ガラス越しに外の世界を眺めながら死んでいくのだ。

肺の辺りが重くなって、右手で胸を掻《か》きむしった。夏子の言葉を聞いたときに流れた焦燥の跡をなぞるように、細く赤い線が、首と胸の間で何本も絡み合った。

摂食障害になんて、ならなければ良かったのに。

そうすれば、もっとマシな人生を送れていたかもしれない。高校生のとき、自分の将来についてもっと悩んで、勉強して、美術大学に行けたかもしれない。何も考えず、友達と食事に行けたかもしれない。今も絵を描いていたかもしれない。誰かと生きていく未来を思い描けたかもしれない。

こんなに苦しんでも、私はまだ病気から抜け出せていない。この六年間は無駄だったのだろうか？

過ぎ去った時間が胸にのしかかって、上手く息が吸えなかった。目が熱くて、頬が冷たくなった。嗚咽《おえつ》を漏らすと、口の中に水滴が入ってきた。

泣いて、泣いて、顔も、時間もぐしゃぐしゃになって、乾き始めた頃、ぽつりと思った。もう、いいや。気ままに食事をするのも、誰かと生きていくのも、諦める。全部捨てよう。

夏子を見ていると、かつてよく感じていた、血が沸騰するように興奮し、時を忘れたあの感覚を思い出す。私も、夏子みたいに生きてみたい。もう一度あの衝動の中にいられるなら、どんなに孤独であろうとも構わない。それを取り戻すためにこの身を尽くして、独りで死ねばいい。

卒業まで、私はびっしりとスケジュールを詰め込んだ。卒業制作、卒業制作の図録編集長、バイト、自動車学校などの予定を、ひたすら消化した。毎日やることに追われているくらいじゃないと、就活をやめた罪悪感や夏子への劣等感を頭から追い出せなかった。

そして三月、私は大学を卒業した。

4

克服の定義

もう一度、時を忘れるような興奮を感じたい。けれど、具体的に何をすればいいかわからなかった。だから、その感覚を持っている夏子と同じアーテイストを目指すことにした。

アーティストに憧れがあるのは嘘じゃない。けれど、「絵で生きたい」と言った夏子と同じくらい本気かと言われると、自信がない。アーティストになりたい人なんてごまんといるのに、中途半端な気持ちで目指すこと自体、分不相応じゃなかろうか。罪悪感が湧いたけれど、立ち止まったら二度と動けなくなる気がして、とりあえず前に進むことにした。

アーティストとして活動している人は、兼業していることが多いので、就活も同時進行でやることにした。貯金も多少あるので、バイトをすればしばらくは食い繋げそうだ。

大学卒業後、友達は教師になるか一般企業に就職し、夏子は大学院に進んだ。一方私は、両親に高いお金を出してもらって教育大学に進学したのに、教師にならず就活も途中でやめ、現在はバイトをしている状態だ。

全部自分で選んだことだし、後悔はない。そのはずなのに、社会人になった友達を見ていると、妙な焦りと罪悪感が湧いてきて、早く何かしらの結果を出さないといけないような気がしてくる。

現代アートの世界でも、公募で賞を取ってアーティストとして認められる人が多い。

私の現在の作風は、卒業制作と同じ紙を原料にした半立体作品が中心で、一から制作すると、完成するまでに時間がかかる。自分の実力を手っ取り早く試すため、学生時代の試作品をリメイクして公募に出すことにした。

初めての公募展で入賞してデビューなんて、夢みたいなことが起きないのはわかっている。そもそも、自分に才能があるなんて思っていない。長期的に考えて、公募は半年に一度くらい、定期的に出した方がいいだろう。次の公募は、しっかり制作時間を取って新作を出さなければならない。

学生の頃は、先生から自動的に課題が与えられて、それに向けて突き進めば良かった。作品の評価も先生がつけてくれた。しかし、これからは全て自分でやらなくてはならない。

夏子は以前、「なぜ自分が絵を描く必要があるのか、一人で制作しながらずっと悩んでいた」と言っていたが、今ならその気持ちがよくわかる。自主制作は、誰に求められているわけでもないから、作品の方向性どころか、自分が作る意味すら与えてもらえない。

しかも、制作するにはお金も時間も非常にかかる。

画材は高額だ。制作に必要な画材や用具を揃《そろ》えるだけで、数万円の出費だ。

しかも、公募に出すだけでも、参加費は数千円から一万円。それに作品の梱包材や運送費などを含めると、二万円くらいになることもある。

時間も同様だ。作風にもよるが、制作の方向性を決め、表現に合う素材や画材を探し、何度も試作を経て完成に至るには、数か月かかるのが当たり前だ。

評価されるかもわからないことに、自分のお金と時間をつぎ込む。自主制作は、「好きだから」という理由だけで続けるには重過ぎる。作品で何を表現したいのか、そしてそれを自分がやる意味を作れないと、とてもやっていけない。

私は、部屋に籠もって制作した。手を動かすだけの作業なら、集中力がなくてもある程度続けられる。しかし、考える作業は三十分もしないうちに思考が阻害される感じがして、何も手につかなくなる。霧の中を歩いているみたいだ。霧に手足を隠されるように、その中に文字を落としてもすぐにそれが何だったのか思い出せなくなる。

眠った後は少し集中力が戻るので、バイトがない日は、作業の途中に集中力が切れると眠るということを一日に何セットも繰り返した。

四か月ほどの月日が経《た》った。

初めての公募は一次選考落ちだった。思った通りの結果なのに、私は大きなショックを受けた。他人にはっきり駄目だと突きつけられるのは、やはり辛い。

就活も、何社も落ちた。学生時代より面接の受け答えが上手くなったから、少し期待していただけに落ち込んだ。

この時期、急にドカ食いが酷くなった。制作の途中で集中力が切れると、頭がぼうっとして、無性に甘い物が食べたくなる。一気に枯渇感が込み上げ、コンビニに走り、お菓子を買い込む。部屋に戻ると、詰め込むような速度でお腹がパンパンになるまで食べ続ける。ドカ食いの後にもう一度制作しようとしても、気持ちが悪くお腹が張っているせいで座るのすらきつくて、制作は停滞した。

私はきっと、上手くいかない現実に直面したくないがために、過食で物理的に動けない状態を作り出して逃げている。自分が情けない。食べた物がお腹の中で腐って、自分の内面をも侵食しているのかもしれない。

膨らんだお腹を抱えたままベッドでうずくまっていると、ある記憶を思い出す。知人の紹介で知り合った女性の勧めで、デザイナーだという彼女の夫に、ポートフォリオを見てもらったときのことだ。

彼は「悪くないね」と微笑んだ後、「でも、作品の系統がバラバラで、君の方向性が見えないな。君は何がしたいの？」と言った。私は次の言葉を発しようと口を少し開け、そのまま動けなくなった。沈黙が二人の間に落ちる。何か答えなくてはと、慌てて自分の中にあるはずの言葉を探したが、何も見つけられなかった。私は空っぽだった。

黙ったままの私を見て、彼は退屈そうに眉と口元を下げた。「三十歳までにやりたいことを見つけないと、良くないよ」と言って、ポートフォリオを私に差し出した。

その一件から、ドカ食いで動けなくなるたび、「何がしたいの？」と自分に問いかける。でも、いつも答えられない。頭の中には、意志のようなものがあるはずだけれど、だから生きられてきたはずなのだけれど、それが何だかわからない。

何と言えば、デザイナーの満足する正解に辿《たど》り着けたのだろうか。やっと巡ってきたチャンスだったのに、自分のせいで摑《つか》めなかったのが、悔しくて堪らなかった。

＊　＊　＊

夏子は、夏に初の個展を開いた。会場は、現代アートでは老舗のギャラリー[6]だ。十二畳ほどのホワイト・キューブ[7]に、五十号と一〇〇号[8]のキャンバスが整然と並べられていた。

夏子は風景画を描く。キャンバスに透明感のある下地を塗っているためか、一筆の中に奥行きがあった。蠟《ろう》を混ぜた絵の具が、筆のストロークの強い場所に留《とど》まって、キャンバスの中に時間を集めているようだ。

夏子の紹介文の下に、新聞記事が置いてあった。その片隅に、夏子の個展の記事が載っていた。

「夏子の個展、記事になってるんだ。すごいね」

「内容が少し……気に入らないけど。記事にする前に、展示のコンセプトをちゃんと読んでほしかったな。まあ、記事を見て興味を持ってくれる人が増えてくれればいいけどね」

差し入れを渡すと、夏子はギャラリーの隅に椅子を用意し、お茶を出してくれた。

「私ね、今回の個展で、きっかけを作りたいんだ。院を修了するまで二年しかないからね、時間がない。友達が来てくれるのは嬉《うれ》しいけど、夢のためにはもっと多くの人に来てもらわないと意味がないよ。そのためにコレクターや評論家と人脈があるこのギャラリーを選んだんだから。私の個展のＤＭは、その人たちにも届いているはずだから、個展に来てもらえるかもしれない。繋がれるかは、作品にかかってるけどね。会期中に、プロの写真家に写真を撮ってもらって、図録も作る予定だよ」

夏子と私の見ているものは、全く違う。私は自分のことで手一杯だ。この目線の高さの差は、作品に向き合ってきた時間から生じるものなのか、人間そのものの出来の違いなのか、どちらにしろ眩暈《めまい》がする。

「そういえば、昨日個展に外国の人が来て、『君の絵は日本の色だね』って言われたよ」

「え？　夏子の絵って、油絵だし、別に日本の伝統色とか使ってないよね。原色にグレーを混ぜた特徴的な色遣いだけど、日本を意識してるとは思ったことないな」

「私もそういう意図はなかったから、びっくりして。理由を聞いてみたら、その人の国と比べると、日本は全ての色がくすんで見えるんだって」

6　本文のギャラリーは、レンタル・ギャラリー（貸画廊）のことで、出品者から料金を取り、展示場所を貸し出すギャラリーを指す。アーティストと契約して作品の展示や販売をする、コマーシャル・ギャラリー（企画画廊）とは異なる。

7　装飾がない、白く塗られた壁と天井という、白い立方体のような展示空間のこと。

8　キャンバスはＦ・Ｍ・Ｐなど比率によって様々な種類があるが、ここで使われていたのは、50号Ｍ（１１６７㎜×７２７㎜）、１００号Ｆ（１６２０㎜×１３０３㎜）。

「それって、空気中の水分量の違いとか？」

「わかんないけど、そういうのじゃないかな。その外国人の国は、乾燥しているのかもね」

そのとき、ギャラリーに男性がやってきて、夏子は席を立った。私はもう少し話をしたかったが、夏子に小さく手を振ってギャラリーを出た。

歩いて駅に向かう。夏子とは卒業後も何度か会っているが、話した後はいつも少し落ち込む。知識も、経験も、実力も、何一つ敵《かな》わない自分が不甲斐《ふがい》ない。でも、夏子は私に新しい世界を見せて、前を向かせてくれる。

時刻は夕暮れに差しかかり、家や木々が少し赤みを帯びているように見えた。私には鮮やかに見えるこの赤色も、例の外国人には違う色に見えるのだろうか。

国の違いだけじゃないのかもしれない。

夏子の絵を見ていると、私と夏子は近くに立っていても、全く違う世界を見ているのだと感じる。だから私は、夏子の絵を美しいと思うし、好きだ。

私も個展をしよう。公募に入賞するのをただ待っているより、個展を開く方がアーティストに近づけるかもしれない。私は夏子に憧れているだけじゃなく、対等な存在になりたい。

美術館は、著名なアーティストが展示を行い、高い入場料がかかるが、ギャラリーは学生やアマチュアのアーティストも展示することができ、入場料も無料のところが多い。

夏子の話によると、人脈のあるギャラリーで個展をするには、ギャラリーのオーナーに自分の作品を見てもらい、個展の企画を通さなければならないらしい。

個展会場を探すため、市内の現代アート関連のギャラリーを観《み》に行くことにした。初めてギャラリーを訪れたときは、緊張のあまり扉すら開けられなかった。

そんなことが何度か続いたとき、ギャラリーでオープニングパーティー[9]があると知った。会場に行くと、いつも締め切られている扉が開け放たれ、中から話し声が聞こえた。

室内を窺《うかが》うと、テーブルに酒や軽食が置かれ、酒を片手に楽しそうに数人が立ち話をしているのが見えた。

普段の敷居の高い雰囲気がなく、私は会場にすんなりと入ることができた。展示作品を観ていると、周りの人が声をかけてくれた。参加者は、オーナーや出品者以外にも、アーティスト、アートコレクター、美大の学生など様々な人がいた。

彼らに話しかけられても、私はほとんど話すことができなかった。知識の差はもちろんだが、それ以上に、彼らが自分の作品を語る言葉に圧倒されてしまった。

9　アートギャラリーでは、展示期間の初日の夜に作品の披露パーティーを開くことがある。誰でも無料で参加できることが多い。パーティーには、出品作家やオーナーや作家にゆかりのある人物だけではなく、アート関係者が訪れ、作品を購入したり、作家と仕事の契約を結ぶこともある。

アートのように数値で価値の測れないものは、言葉で価値を示す必要がある。何も語らずに、作品を観ただけで鑑賞者を圧倒する作品は理想的だけれど、それのみに頼るのは作り手として怠慢な気がする。

私はずっと、自分の食事を守るために他人との接触を避けて生きてきた。知らない場所に行くのすら怖くて、大学生活ではアパートと大学の行き来ばかりしていた。

しかし彼らと話をして、今まで自分がいかに己の中だけに引き籠もって生きてきたか思い知らされた。私の中には私しかいない。これからは自分の中にある言葉だけでは足りない。

アートの土俵で戦っていくなら、わかる人だけわかればいいなんて、甘いことを言っていられない。自分の考えを、感覚を、言語化しなければ。自分の価値は、自分で示さなければ何も始まらない。

もっと多くのことを勉強して、多くの人に会おうと決めた。

＊　＊　＊

卒業して一年が過ぎた頃、ある中小企業に内定をもらった。正社員採用だったが、給料は額面で十六万円。そこから家賃、光熱費、通信費、食費、税金、奨学金の返済などを引くと手元にはほとんど残らなかった。今までバイトで食い繋いできたから、貯金もそんなに残っていなかった。

美術を勉強するため学校に通うことも考えたけれど、実際問題、そんな余裕があるはずもなかった。私に残された道は、無料、この手札で得られるものを最大限に活用するしかない。

平日の夜、夕食後のお菓子を食べながら現代アートの解説動画を見て、ノートに纏《まと》めた。集中力が続かず、本が読めない私でもできる簡単な方法だったが、動画で詳細な情報を得るのは難しく、本が必要になった。文字を読むのに身体を慣れさせるため、終業後図書館に通い、一時間くらい本を読んだ。一回だけでは内容が流れ出てしまうので、頭に染みつくまで何度も同じ行を読み返した。

私は今まで、日本画や洋画に分類できないという曖昧な理由で、現代アートの分野にいた。しかし、現代アートの歴史や作品を知れば知るほど、本当に面白い世界だと実感する。

現代アートの作品は、キャンバスや石膏《せっこう》のような、一般的に制作に使う素材だけではない。便器、自分の身体、自然、空間、この世界にあるもの全てが表現になり得る。それを知ると、今までの自分の価値観が窮屈に思えてきた。

そんな折、あるイベントに出ることになった。約三キロメートルの河川敷をいくつかに区切り、スタート地点からゴール地点へ、パフォーマンスを襷《たすき》のように繋いでいくという風変

マルセル・デュシャン『泉《いずみ》』（1917年）

わりなイベントだ。参加者は、ダンサー、拳法《けんぽう》の師範、イラストレーターなど様々で、パフォーマンスは何でもいい。

河川敷の横幅は五メートル以上あり、通行人はもちろん、座って休憩している人や、楽器の練習をしている人など、多くの人がいる。

スタートは、主催者のダンサーだった。彼女は、通行人の隙間を颯爽《さっそう》と駆けた。右足で踏み切って跳躍、空中で左腕を振り上げ、指先まで大きく開く。着地してしゃがみ、お腹を地面につけ、這《は》う。突然踊り出したダンサーに、通行人の目線が集中し、一瞬遅れて潮が引くように離れていった。ダンサーは再び立ち、裸足を地面に擦りつけながら、先ほどとは別人のように慎重に歩く。

ダンサーの目線の先で、通行人の一人が顔を引き攣《つ》らせて固まっていた。ダンサーはその通行人が見えているはずなのに、何も存在しないように歩き続ける。彼女の瞳は、見られる恥も、快感もなく、ただ清廉で揺らぎがなかった。


私の担当区間は、ゴール直前の川の浅瀬部分だ。約五十メートルの川幅を、一本の糸で繋ぐというパフォーマンスをする予定だ。

参加者の一人に工業用ミシン糸を持ってもらい、私はその糸の先端を持って歩き出した。一本の糸を片手に、水に濡《ぬ》れながら川を横断するように歩くと、無数の目線が身体に絡みつく感覚がした。身体で表現するとは、自分の身体を他人に晒《さら》すということだ。私はいつも人の目が怖かった。人前に出ると、自分がどう見られているかばかり気になって、身体が上手く動かせなくなった。

でも今は、不思議と通行人の目線が気にならない。先ほどのダンサーの瞳の残像に心を囚《とら》われていて、恐怖が入る隙間がないのかもしれない。

川幅の半分ぐらいまで行くと、長くのびた糸が弛《たゆ》んで川の流れに引っ張られ、上手く前に進めなくなった。数人の参加者が、濡れるのを厭《いと》わず川に入り、私の糸を支えてくれた。私はゆっくりと進み、やがて反対の河川敷に辿り着いた。振り返ると、白い糸がいくつかの手に支えられ、最初にいた地点と私の手を繋いでいた。

興奮が身体を駆け抜け、私は大きな声で参加者たちを呼んだ。数人の通行人が驚いてこちらを見る。私は構わず「ありがとうございました！」とさらに大きな声で叫び、力一杯手を振った。反対岸の手が振られ、糸も一緒に揺れた。

パフォーマンスの最後に、私は持っていた糸の先端を空に放った。白い糸が風に乗って空に舞い上がる。青い空に浮かぶ白い糸を見ていると、何だか身体が軽くなって、今なら私も飛べそうだなんて思った。

＊　＊　＊

実家に帰省したとき、高校時代の友達とドライブに出かけた。

話題は自然と、高校生の頃の話になった。私は自分から、摂食障害という病名は伏せたまま、精神的な理由で食事ができなかったこと、復学した後も態度を変えず接してくれたことが本当に嬉しかったことを伝えた。

「話してくれてありがとう。……でも高校生の頃は、美晴が何も言ってくれないから、正直寂しかったよ。美晴が話していいと思えるまで待とうと思ってたから、自分から聞けなかったし。私は何もできなかったけど、そんな私でも美晴の支えになってたんだったら嬉しいよ」

「黙っててごめん。私……自分から伝える勇気がなくて、ずっと言えなかったんだ」

「ううん。美晴が言いたいと思ったときに、いつでも言って。聞くから。でも、本当に元に戻って良かったね」

退院してから何度も聞いたであろう言葉に、なぜか違和感を感じた。

「戻る？　私は戻っていないよ」

熱がかすかに心に灯《とも》るのと同時に、私の声は大きくなった。

「戻ることに、何の意味があるの？　例えば私が元々白かったとして、入院したとき緑になったとしたら、私は今も緑のままだよ。そのまま、世界を見てる。私は変わってしまったけど、それはいけないことなの？　誰だって成長すれば、好みも価値観も変わる。子どもの頃苦手だった野菜が、大人になったらいつの間にか好きになってるみたいに。それと何が違うの？」

「ごめん、私、あまり考えずに言ったから……。怒らせるつもりじゃなかったの」

「こっちこそ、ごめん。いきなり興奮しちゃって。責めるつもりはなかったの。私もまだ、考えが整理できてなくて上手く言えないんだ……」

話題を変えると、重い空気はすぐに消えた。


ドライブから帰宅し、もう一度違和感について考えた。もし〈元に戻る〉ことが、病気になる前と同じ状態になることだとしたら、それはカロリーを全く気にせず一日三回食事できるようになったり、低体重でなくなったりするということなのだろうか。それでは、症状が一度治まったとしても、何かのきっかけで元に戻ってしまう気がする。

私には、摂食障害を克服するということが、以前と同じ食生活に戻ることだとはどうしても思えない。変えるべきは食事ではなく、自分自身ではないだろうか。

克服がどんな状態かはまだ想像できない。けれど、摂食障害に絶望して立ち止まったとき、病気のことや、自分が生きる意味、身近な人たちのことを考えてきた。最初は産毛の先に触れるように、どれもがぼんやりとしていて、考えるほど不安になった。しかしそれを繰り返すうち、徐々に鮮明になり、自分を苦しめていた思い込みや、人の優しさに気づくきっかけになった。

八年以上繰り返した今、病気になる前よりずっと、自分や周りの人々が愛《いと》おしく思える。私はまだ摂食障害のままだ。でも、他人から見てどんなに歪《いびつ》でも、私は今の自分の方が好きだ。

それを実感するたび、何か作り出したいと思う。どんな方法かわからないけれど、私が得てきたものを何かに変換して、誰かに見える形にしてみたい。私が悩んで生きてきた痕跡を残すことで、自分が生きる意味を示したい。その場所は、家族のいる元々与えられた場所ではなく、自分の力で作った居場所にしたい。

この衝動の理由がわからなくてもいいじゃないか。行為の意味はいつだって後からついてくる。歩くときは、心が急《せ》かすまま進もう。

その一歩として、来年に必ず個展をやろうと決心した。

5　全ての始まり

大学卒業から二年ほど経った。公募展に定期的に出すのも、ギャラリー巡りもまだ続いている。訪れたギャラリーは、近隣の県を含めると五十か所くらいになっていた。絵画・立体・写真・映像・デザインなどどんな分野でも、展覧会のリーフレットを見て気になったものは観に行った。それ以外にも、文化施設で行われているアーティストのトークセッションなどのイベントや、美術史の無料講演会も聴きに行った。

給料は上がらず生活は苦しかったので、交通費を節約するために、休日を丸一日使って、複数のギャラリーや施設を徒歩で巡った。

人脈を広げるために、ギャラリーのオープニングパーティーや、グループ展示の飲み会などにも積極的に参加するようになった。飲み会には、現代アートの作り手だけではなく、伝統工芸の職人や、謎の楽器バンドをやっている人、劇団員、近所の美術好きなおじさんまで様々な人が来た。他人との食事を克服したわけではないけれど、その人たちの話を聞くのが楽しくて、つい参加してしまう自分がいた。

年内に個展をするため、共同アトリエを借りて、広いスペースで大型の作品を制作した。相変わらず、制作は集中力が保てず上手くいかない。思考の流れがすぐに途切れ、同じところをぐるぐると回って深められない。

夢中になって何かに取り組むことは、もう一生不可能なんじゃないか。不安になると、肺の辺りから枯渇感がじわじわと湧いてきて、食べ物で身体を満たしたくなってドカ食いをした。制作は進まず、スケジュールは延びた。

それでも、制作をやめようとは思わない。美術を勉強することも、個展を開くことも、自分のエゴだ。誰かに求められたわけでも、お金が入るわけでもない。私は、一生懸命やったからいいとか、諦めなかったからえらいとか、自分の行為を美化するような意味は持たせたくなかった。ただの自己満足の行為に過ぎないからこそ、過程がどんなに苦しくても、誰にも評価されなくても、絶望しないでいられた。

そしてこの年の秋に、私は個展を開いた。同僚に空きガレージを貸してもらい、半野外で展示をした。ギャラリーを選ばなかったのは、ギャラリー巡りを続けるうちに、展示に最適な環境のはずのホワイト・キューブを、感動を自動的に作り出す空間のように感じるようになったからだ。ギャラリーを出て、他人が新たな価値に気づく場所を作ってみたかった。

私は個展のＤＭを卒業した大学に掲示させてもらったり、ＳＮＳで告知したりした。仕事帰りや休日にガレージに座って、来場者に声をかけた。訪れるのは知り合いや近所の人、通行人くらいだった。

約二年の準備期間をかけた私の初個展は、約一か月でひっそりと幕を閉じた。

＊　　＊　　＊

卒業から三年、私は今年二十六歳になる。

同じ歳《とし》の夏子は、すでに個展を三回も開いた。大きな公募で賞を三つ取り、受賞者展に出品し、東京で二度展示された。

私はといえば、個展を開くという目標は達成したものの、無名の、現代アートのような作品を作る人のままだ。公募の一次選考は通るようになったが、二次選考から先へなかなか進めない。

私と夏子の立っている場所は、随分離れてしまった。

私も早く夏子と同じところへ行かなくてはいけない。


個展という大きな目標を失ったからか、私はまた過食をするようになった。

仕事のある平日は、朝はブラックコーヒー、昼食は春雨ヌードル、休憩にクッキー一枚、夕食の後にお菓子を二袋くらいの食生活で満足できる。問題は休日で、何もやることがないと、部屋にいる間中何かしら食べてしまう。肺の辺りがむず痒《がゆ》くて、食べながら首から胸の辺りを掻いた。自分がなぜこんなに飢えているのかわからない。早く満たさなくては死んでしまう、そんなあり得ないことを考えた。

過食が酷くなり体調を崩しがちになると、さらに思考が纏まらなくなって、何もできなくなる。しかし、こんなところで立ち止まっていたら、夏子との差はどんどん開いてしまう。

食べ物から気を逸らそうと、毎日やることを詰め込んだ。個展後も共同アトリエを借り続け、休日を使ってメンバーとアトリエ内で作品公開した。制作が上手くいかないときは、美術館やギャラリーに行き、部屋にいないようにした。

平日の夜も念のためにやることを決めた。職場の帰り道のレンタルビデオショップで映画を借りて、サイレントから最新作まで観るようになった。多い月は、一か月で展示を十一か所、映画を九本くらい観た。

止まることが怖かった。やることがなくなると、私には食べることしか残されていない。部屋に籠もってドカ食いをする日々に戻ってしまったら、せっかく自分の殻から出ようと頑張ってきたことが無駄になってしまう。

＊　＊　＊

お盆に実家に帰省すると、父は言った。

「給料も少ないし、貯金もあまりないんだろ？　お前さえよければ、家に帰ってきてもいいんだぞ。ここなら、家賃も浮いて少しは生活も楽になる。新しい仕事は、こっちでゆっくり探せばいいじゃないか」

父の優しい言葉を聞いて、自分を呪った。こんなことを言われるのは、制作も仕事も何一つ結果を出していないからだ。夏子なら言われない。

「私は帰らない。自分の力で頑張りたいの」

父は「まあ、若いうちはいいかもしれないけど、頭の片隅に置いといてくれ」と言って立ち去った。

両親に頼るなんて、逃げるみたいで嫌だ。自分の未来は、自分で切り拓《ひら》かなければ意味がないのだ。

帰省後、ギャラリーのオーナーや活躍しているアーティストに、自分の作品を見せて意見を求めた。その中で、あるオーナーが私の作品に興味を示した。私が個展を開きたいと言うと、「個展はまだ早いかな。作品は面白いけど、まだ薄っぺらいよ」と断られた。

夏子との交流は、半年に一回くらいの頻度で続いていた。夏子の好奇心は、美術以外にも、文学、哲学、幾何学など留まることを知らず、会うたびに新しい発見を興奮ぎみに話した。賞を取った後も、夏子は自分に厳しいままだ。制作に満足せず、絵ばかり描いている。

行き詰まっていた私は、夏子に「私の作品をどう思うか」と尋ねた。夏子は私の作品に意見するのを避けるが、私が思い詰めている様子を察したのか、作品を見てくれた。

「美晴の作品は、表現されているものより技法に目がいくね。私は美晴と何年も話しているから、制作するときに考えていることを全部じゃないけど知ってるよ。私は、美晴が話していることと、作品で使っている表現方法が合っていないと思う。今より適切な表現方法があるんじゃないかな？　自分が作品で表現したいことをもっと明確にするか、表現方法を複雑にするか……どうすべきか、私にはわからない。試行錯誤をした方がいいかもね」

やはり夏子にも見抜かれている。私は自分のやりたいことが定まっていないから、作品を技法中心にしか決められない。それを隠すための、表面上良く見えるように取り繕う表現だから薄っぺらい。作品から作者の思考が感じられない。

自分でアドバイスを求めておきながら、食らった重い一発に頭が揺れた。

年末に、様々な分野のクリエイターが二〇〇人集まる大きなイベントに参加した。ここで知り合ったクリエイター同士で、事業を起こすこともあるらしい。

知り合いは一人もいなかったが、ギャラリー巡りや展示で培った経験を総動員して、自分の作品を売り込んだ。名刺を渡し、ポートフォリオを見せて、自分の考えを話した。作品を見た人は一様に「面白いね」と言って、私の前から立ち去った。

私の作るものは、いつも一つの響きで終わる。小さな箱をテーブルの上に置くように、机上にかすかな振動を生み出すだけだ。蓋を開けられず、物語は起こらない。

でも、それより悲しいのは、そうした反応を当然のように受け入れてしまう自分自身だ。才能がないことなど、自分が一番わかっている。

イベント会場は、自宅から特急電車で一時間半ほどかかる場所にあった。イベントが終わったのは夜の十時近くだったが、始発駅ということもあって座ることができた。

座席に座り、窓の外の景色を眺める。月の光は、なぜこんなに青みを帯びているのだろう。瞬く間に通り過ぎる工場の壁面の黒に、小さな青い粒が散って闇を冷やしているような気がした。

突然、その闇の中に、イベントで交換した名刺を投げ捨てたくなった。自分の力で未来を切り拓くなんて調子の良い事を言っておきながら、ただ自分に自信がないから、誰かのお墨つきがほしかっただけだ。

私は子どもの頃からずっと、〈自分の価値をわかってくれる誰か〉を待っている。救世主のような存在が、膝を抱えた自分の手を引いてくれやしないかと、願っている。

誰かが、完璧な形を与えてくれると。でも、ずっともらえなかった、だからこんなに、肺の辺りが。

あの日は、暑かった。二匹の蟬が、互いを追いかけるように鳴いていた。電気を消した薄暗い廊下から庭を眺めると、砂利が太陽の光を反射して発光しているように見えた。

中学三年生の夏の終わりの記憶だった。夏休みにダイエットをして、成功した頃だ。

親戚の車が砂利を踏む音がして、私は玄関に出迎えに行った。姉も後ろからついてきた。私は、姉がいるのを憂鬱に思った。

二人で出迎えをすると、姉だけが「モデルみたい」「かわいい」と言われる。私には挨拶の一言だけだ。無視されているわけでもないし、それ以上を求めるなんて贅沢《ぜいたく》だとはわかっていても、姉と私は違うのだと思い知らされるから嫌だった。

砂利の音がやみ、車のドアの閉まる音がして、汗を浮かべた親戚が小走りで玄関に滑り込んできた。

「美晴ちゃん、痩せたねぇ！」

驚いた。いつも姉のおまけだった私に、一番に声をかけてきた。しかも挨拶の言葉じゃなく、私のことを見て、評価してくれた言葉だ。

私はすぐに洗面所に走った。あれほど避けていた、洗面所の大きな鏡に映る自分を眺める。元々丸顔だった顎は少し尖《とが》り、キャミソールからのびる腕は以前より細い。コンプレックスの足だって、前より。

今日痩せていれば、明日も痩せれば、もしかしてまた言ってもらえる？　姉のように、声をかけてもらえる？　クラスメイトに笑われる心配をしなくてすむ？　他の皆と同じように、価値のある人間になれる？

私は鏡から離れ、棚の下にある体重計を取り出した。慎重に足を乗せ、足の間に表示された数字を見つめた。

あのとき私は、もっと痩せようと誓ったのだ。

車輪の音が耳に飛び込む。時間をかけて瞬きをして、いつの間にか見つめていたらしい太ももから視線を外した。

地獄の始まりは、こんなにもちっぽけでつまらないものだったのか。姉も、親戚も、誰が悪いわけでもない。特別なことじゃなかった。悪意も皮肉もない。ただの日常の一部だ。けれど、未熟な私の心には、その言葉が地獄に垂らされた蜘蛛《くも》の糸のように光って見えた。やっと自分の方を見てもらえたような気がした。

もっとやりようがあったのかもしれない。人の気を引くやり方など、もっと簡単な方法が無数にあると今なら思う。けれどあのときは、大きな声をあげて誰かを振り向かせたり、誰かの袖を引いて、引き止めることなどできなかった。その場で立ちすくみ、自分に向けられた一言に縋《すが》ることが唯一の道に見えた。

痩せ続けることは、当時の私の精一杯の「こっち向いて」だったのだ。

あまりに不器用で、笑えて、泣けた。

車内に響く車輪の音が、鼻を啜《すす》る音と混じり合い、一つの音になって溶けていく。

まだ、目的地には辿り着きそうにない。

6

私の心を満たすもの

大学を卒業して四年。私は二十七歳になった。

春が過ぎた頃、体調を崩した。船酔いのような気持ち悪さが二週間ほど続き、病院で検査を受けた。検査の結果、身体に問題はなく不調の原因はわからなかった。

医師に何か思い当たることはないかと聞かれ、「週六勤務が続いて疲れている」と答えた。「他には?」と促され、いくつかの思い当たる話をした後に、「高校生のとき拒食症で入院したことがあり、今も少し食生活は乱れているかも」と言った。

〈拒食症〉という病名を聞いた途端、医師は血相を変えた。「君の体調不良は心の問題かもしれない。心療内科を紹介するから、そこで診てもらってください」と私に紹介状を渡した。〈拒食症〉と一言言っただけで、心療内科を勧められるとは思わず、戸惑いながら紹介された心療内科へ向かった。今更ながら、〈拒食症〉という言葉の重みを思い知る。

病院の外観は、最初に通った女性の医師の心療内科に少し似ていた。高校一年生の私は自分が病気だと気づいておらず、母に手を引かれて病院の扉を潜《くぐ》った。

当時と同じように心療内科の前に立っているからこそ、はっきりとわかる。私の心は、訳もわからず食べ物に振り回されて震えながら食べ物を口に入れた頃とも、化け物のような枯渇感に焚きつけられて毎日のように過食した頃とも違う。

十一年の間、摂食障害に苦しみながら自分を見つめ直してきた。私はもう、黒田先生のような人がいなくても、自分自身を導けるはずだ。

現在の私の問題は、自分の決めた極端な食生活から抜け出せないことだ。ドカ食いの衝動はストレスが溜《た》まったときに起こるくらいなのに、朝食はブラックコーヒー、昼食は栄養ドリンクや春雨スープなどの低カロリーの食事、夜に野菜中心の料理とお菓子という食事を頑《かたく》なに守っている。拒食症時代から苦手だった、炭水化物や肉や魚、油を使った料理も反射的に避けてしまう。

それは、自分の決めた食生活を変えることが不安だからだ。ダイエットの目的もすでにないのに、自分の精神を安定させるためにやめられない。

しかし、私が本当に変わったのなら、このこだわりも捨てられるはずだ。病院に行く必要がないことを、自分の力で証明してみせる。

紹介状を破って道端のゴミ箱に捨てた。

次の日から、食事を昼と夜の二回に変えた。二回なのは、朝起きるのが遅いので朝食を食べる時間がないからだ。一回の食事の中に、卵や肉や魚などのタンパク質を必ず入れた。調味料の制約もなくし、油を使った料理も作った。

食生活を改善した直後は、ドカ食いが酷くなることや、拒食症に戻ってしまうことが不安で堪らなかった。しかし一週間ほど経つと、自分の感覚が変わっていく喜びが不安を上回った。身体が温かく、軽くなり、集中力も前より上がった気がした。

黒田先生の「食べていくうちに変わる」という言葉は本当だ。人間は食べる物から作られているのだと、今なら心から納得できる。

ストレスによるドカ食いはたまに起きたが、それでも改善した食生活を続けた。

＊　＊　＊

食生活を改善すると、頭がスッキリして、体調もここ数年で一番良くなった。

私は、これから自分がどう生きていきたいのかじっくりと考えてみた。

もう一度時を忘れるような興奮を感じたい、そう思って夏子と同じアーティストを目指した。しかし、知らず知らずのうちに、夏子を追うこと自体が目的になっていた。

私が制作に執着するのは、内側に生じる衝動を味わいたいがためだ。それを味わうことができれば、表現方法は何でもいいのかもしれない。

現代アートと四年間関わってきて、存在自体が表現になると知った。ギャラリー巡りで、作品の作り手じゃなくても衝動を味わうのが可能だということも知った。

自分にどんなことができるのか試してみたい。好奇心の赴くまま、何でもやってみよう。夏子を追うのは、もうやめた。

まずは、アート現場の運営側の仕事に挑戦してみることにした。ギャラリーのオーナーに頼んで、ギャラリーを運営するギャラリストの仕事を見学させてもらったり、展示の準備を手伝った。金銭的な理由で会社はやめられなかったので、終業後や休日を使って活動した。

次に、福祉施設・病院・被災地・ジェンダーなどの社会的課題に、アートで関わる活動をする団体のサポートスタッフになった。

サポートスタッフの仕事で、海外で活躍するアーティストと共に、とある高齢者施設を訪ねた。今回の活動では、アーティストが数か月間施設の入居者と交流し、その体験を元に作品を制作して展覧会を行う予定だった。

その地域は、差別を受けてきた歴史があり、地域住民は無関係な人間が土地に入ることに拒絶反応を示した。アーティストが長い時間をかけて施設の入居者たちと対話を続けると、彼らは少しずつ自分のことを話してくれるようになった。

展覧会の日、展示された作品を見て、入居者の一人が泣き出した。彼は生きていくために、この地域で幼い頃から働いてきた過去があった。彼は車椅子に乗せた身体を丸め、自分の人生が作品になるなんて光栄だと、嬉しいと、泣いた。

私たちは、それぞれの過去があり、そこから生まれた価値観は繊細で頑なだ。誰かの全てを理解するなんて不可能だし、傲慢だと思う。それぞれの価値観は、決して一つにならない。けれど、それでも歩み寄ろうとする二人の狭間には、新しい世界ができる。そこで救われるものは確かにある。

＊　＊　＊

大学を卒業してから、多くの人と出会ってきた。誰もがそれぞれに大切に思う軸のようなものがあり、自分自身にどこか失望しながら、日々の些細《ささい》なことに幸せを感じながら生きていた。

彼らのことを思い出すとき、私は海に打ち上げられた硝子の破片を想像する。それは、色も形も一つとして同じものはない。透き通っていて、角を触ると丸かったり尖ったりして、ところどころ傷がつきくすんでいる。そして、見つけたときの喜びは果てがない。

私は、この破片を自らに留めておくために、心の中にホワイト・キューブを作った。真ん中に自分の価値観、その周りに色とりどりの硝子の破片を置いていく。順番は作らずに、ぶつかって欠けてしまわないよう少しだけ隙間を空けて、丁寧に並べていく。

自分が空っぽに思えたとき、破片を一つ手に取って光に透かしてみる。硝子越しに景色を眺めると、見慣れた全てのものが、色を変え、輪郭を歪《ゆが》ませ、全く違う世界に変わる。

誰かに出会ったとき、その人が大切にしている価値観を自分の中に取り入れれば、自分もそれに価値を感じられるようになる。それを何度も繰り返していけば、私たちは世界のもっと多くのものに価値を感じるようになるのではないか。

現実は厳しくて、私たちは多くの場合、自分の望んだものを手に入れることができない。しかし、それに絶望しているだけでは、何も変えられない。何かを得ることではなく、自分を変えることによって、世界を変える。だから私は、どれだけ今日の自分が情けなくても、明日も生きようと思える。

私たちは、心も身体も不完全で、拙い。人間が目や耳や皮膚を通して感じられるものは、所詮限られたものだけだ。人間は自分が見たいものしか見ないから、たくさんのものを見落とす。しかし、見落とすものが多いということは、新たに見つけるものが世界にたくさんあるということだ。

私たちは欠けているからこそ、何度だって幸福になれる。

私は今、生きていくのがとても楽しい。

いつからだろうか。それを思い出せないほど自然に、ドカ食いをしなくなっていた。

食事は二食が定着し、肉や魚などのタンパク質や、油を使った料理を食べることにも、何の抵抗も感じなくなった。他人と食事に行くのも好きだ。頻度が低いままなのは、私の性格だ。

生理中に甘い物が無性に食べたくなって、食べ過ぎることがある。でも、これはドカ食いとは違うとはっきり言える。

まず、食べているときの感覚が違う。ドカ食いをしたときの、食べても満たされない枯渇感がない。たくさん食べれば、その分お腹に溜まっていき、自然と食べるのをやめられる。それに、生理中の食べ過ぎには、食べる行為以上の意味を感じない。

摂食障害だった私にとって、食事は食べる以上の特別な意味があった。拒食も過食も、大切な何かを満たすための代償行動だ。だから、それを害されるのが心配で不安になるし、四六時中食べ物のことを考える。そして、食べ物への執着を守るために、自分の時間も、お金も、交友関係も、命さえも犠牲にする。

私が満たそうとしていたのは、きっと子どもの頃から感じていた虚《むな》しさだ。

周りより劣等な生き物だと自分に言い聞かせながら、心の奥底では価値のある人間だと言ってほしくて仕方がなかった。姉や友達へのコンプレックスに呑《の》み込まれ、他人に不快を感じさせないように、笑われないようにと、自らに妥協と我慢を強いた。

自重で紐の結び目がきつくなっていくように、私の我慢の範囲は少しずつ広がっていった。

容姿が、体型がと自分が劣等である証明に余念がなかった。そしてあの夏の日、満たされた錯覚に溺れてしまった。

私は、誰かが自分の望む〈完璧な形〉を与えてくれるのを、ずっとずっと待っていた。自分の心の中に留まって、傷つかないよう自分を守りながら、優しい言葉が降り注いでくるのを、手を広げて切望した。

家族が拒食症について話さないことに不満があったのも、そのせいかもしれない。家族が与えてくれた愛は、私の求めている形じゃなかった。

愛はきっと、どこかが多くて、どこかが少ない。自分の望む愛の形を、誰かが過不足なく与えてくれるなんてあり得ない。それは家族でも同じことだ。

かつての私は、血が繋がっている甘えもあってか、家族の方から歩み寄ってくれることばかりを望んでいた。家族から行動を起こしてくれることが、私への関心の証《あかし》だと心のどこかで思っていたのかもしれない。

拒食症の記憶は確かに苦しくて辛いものだ。けれどそれ以上に、黒田先生や北三病棟の患者たちと出会い感じたことは、私の頑なな心を最初に開いてくれた何ものへも代え難い大切な記憶だった。だから、それを言葉にする機会を失い、存在しないもののように扱われるのが、自分の一部が無価値だと言われているようでとても悲しかった。

しかし、摂食障害になったこの十数年の間に、他人の存在、行為の痕跡である作品、人が生きてきた時間の流れなど、様々な価値を身体で感じる経験をしてきた。長い時間をかけ、それら全ての現象に価値があるのだと実感することができて初めて、自分自身にも価値があるのだと心から思えるようになった。

価値は他人に承認を求めるものじゃない。存在自体が価値なのだ。そして存在は認識することで成り立つ。私がしっかりと大切な記憶を心に留めておけば、たとえ他人に認められなくても、誰かに笑われたとしても、その価値は汚されない。

私はもう〈自分の価値をわかってくれる誰か〉を探したりなどしない。拒食症のことも、そしてドカ食いのことも、いつか心の整理がついたときに、自分から家族に話せばいい。

夏子に出会って、憧れて、自分も同じ場所に立ちたくて、がむしゃらに走ってきた。他人や社会に認められる評価は何一つ得られなかったけれど、出会った人々からもらったたくさんの言葉が、私に生き方を教えてくれた。

自分の心の空白は、自分でしか満たせない。悲しいことだけれど、きっとそうだ。摂食障害の世界の中に閉じ籠もったままでは、幸せは探せない。自分の世界から一歩踏み出して、怖くても、傷ついても、自分で探すしかない。

私はもう、食べることで自分の心を満たしたりしない。それよりずっと素晴らしい方法を手に入れたから。

久しぶりに、夏子に会いに行った。夏子はあるコレクターに目をかけられ、絵である程度の収入を得られるようになっていた。夏子が所属している共同アトリエは、広くて設備も整っていた。

私は夏子に「アーティストを目指すのをやめる」と言った。夏子は「諦めちゃうの？」と言った。そのとき、夏子が落胆したのか、納得したのか、何も思ってなかったのか、私にはわからない。

「会社員として生きていくの？」

「仕事は続けながら、興味のあることに挑戦してみるつもり」

「美晴は色んなことに興味あるっていうけど、何がしたいの？」

夏子の声に責める色はない、純粋に疑問に思っているのだろう。

私は、デザイナーのつまらなそうな顔を思い出した。心の中でその目を見つめ返す。

「私もわかんない。だから、これからも色々試してみるよ。私がやっていることはバラバラだから、周りから見たら迷走しているようにしか見えないと思う。自分でも、不安になることがあるよ。でも私、自分のやっていることの根っこは、ずっと変わっていないと思うの。方法は違うけど、全部繋がってる。私の求めているものは同じだよ」

夏子は首を傾《かし》げた。私はおかしくなって笑った。

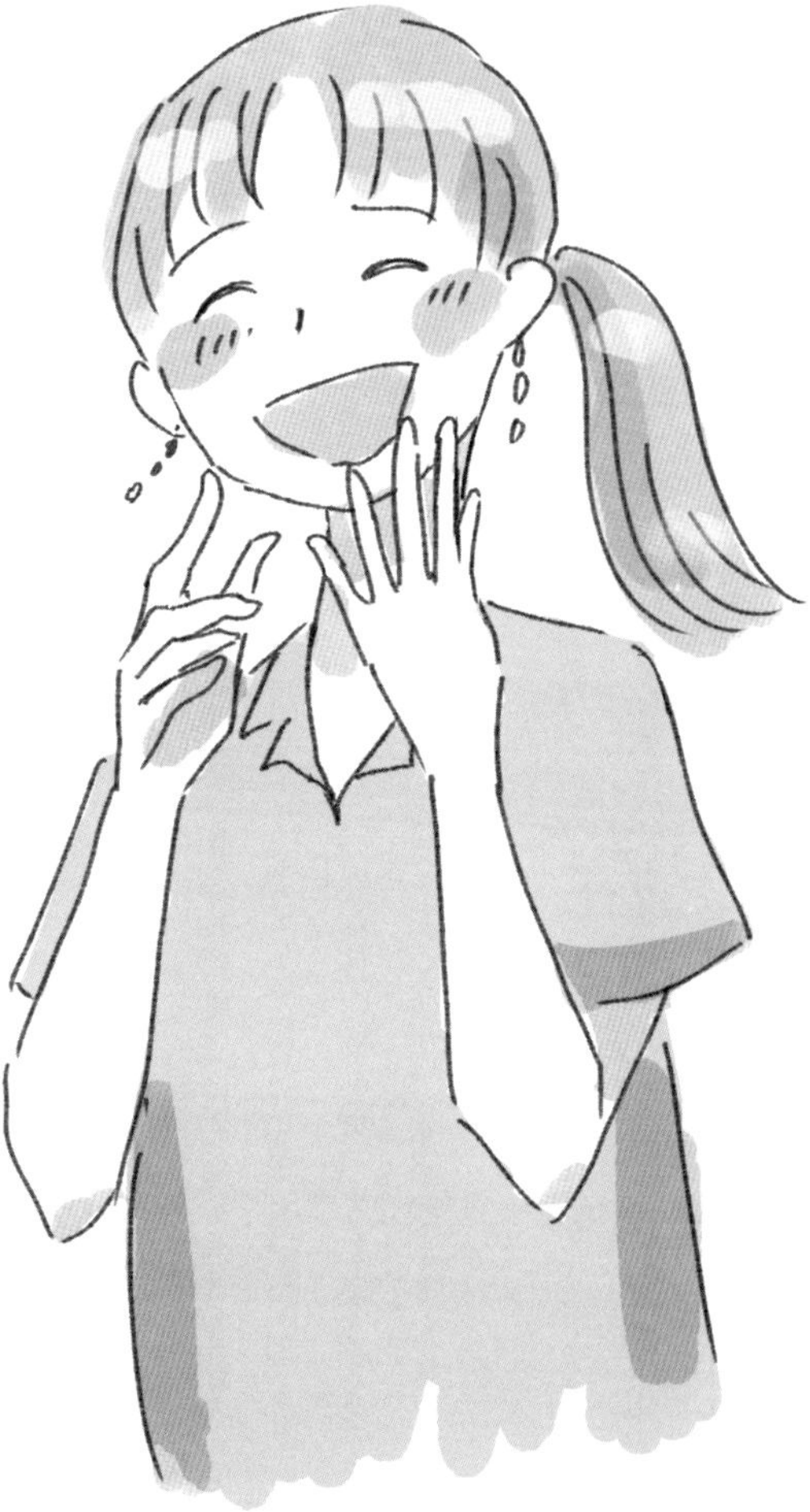

コラム

摂食障害の克服とは

私は自身の経験から、摂食障害と患者の性格には密接な関係があると感じています。参考文献でも摂食障害と患者の性格傾向について書かれたものは多くあり、それらの中で自分に特に当てはまっていたと思うものが二つありました。

一つ目は、完璧主義です。完璧主義は、白黒思考という「ゼロか百か」のような極端な思考とも関わりが深いと思います。

かつての私は、「正解か不正解か」という二つの選択肢だけで物事を考える傾向にありました。一つでも失敗すれば、今までの努力が全て無駄になるような気がしたので、拒食症のときは厳しい食事制限を一日も休めませんでした。逆に過食症のときには、一口でも甘い物を食べてしまうと全てがどうでもよくなり、欲望のまま大量に食べてしまいました。

二つ目は、空気を読んでしまう性格です。深《ふか》井《い》善光《よしみつ》さんの著書『摂食障害――身体にすり替えられたこころの痛み――』の中に、「親に何か言われる前に子どもが親の望む行動をとってしまう」という記述があるのですが、私に非常に当てはまります。

私は、親から「勉強しろ」と言われたことはありませんし、高校受験の塾も自分から行きたいと両親に言いました。友達とほしい物が重なったら譲り、自分に「不相応」なものは諦めました。いつも「やりたい」よりも「やらなければならないこと」を優先して行動していました。

この二つの性格傾向の根源には、自分に軸がないことがあるのではないかと思います。自分の判断に自信がないから、常に正解を選ばないと気が済まないし、他人の望んだことや他人が正しいと言うことに従ってしまうのです。

だから、世の中の多くの人が正しいと言うこと――「痩せる」ことに縋《すが》ってしまうのかもしれません。痩せている人は自己管理ができて太っている人は怠慢、痩せている人は美しくて太っている人は醜い、そのような世間の声に従って痩せれば、「自分は正しい」のだと信じていられます。

同書では、摂食障害を次のように捉えています。

〈〝こころの奥にある対処困難な行き詰まり〟を、食や体型のこだわりにすり替え、食生活の異常と身体の不調を起こす病気〉

（深井　2018、p.12）

摂食障害になる前、私たちは生きるのが辛《つら》くて堪《たま》らなかったのです。生きる道を探して痩せることを選び、結果的に命や心を危険に晒《さら》してしまいました。

また、臨床心理士のアニータ・ジョンストンさんは、著書『摂食障害の謎を解き明かす素敵な物語――乱れた食行動を克服するために――』で次のように語ります。

〈食べ物は、言葉で直接どう伝えてよいかわからない思考や感情を伝える道具〉

（ジョンストン 2016、p.57）

5章で綴《つづ》った経験のおかげで、自分は摂食障害を克服できたとずっと思ってきましたが、「食べること」と関係のない経験が本当にそうだと言う自信がありませんでした。しかし、この一文を読んだとき、今までの人生が繋がっていくような気がしました。私は様々な経験を通して、自分を表現する術《すべ》を得ていたのです。

もしあなたが、食べ物という言葉で話すことに行き詰まってしまったなら、別の言葉を覚えればいいのです。それが合わないなら、別の言葉を探せばいい。そのうちに、たくさんの言葉を使えるようになります。

私が摂食障害から立ち直れた理由はこれだと、今なら自信を持って言うことができます。

参考文献

・『思春期のこころと身体Q&A③　摂食障害——身体にすり替えられたこころの痛み——』深井善光著

・『摂食障害の謎を解き明かす素敵な物語——乱れた食行動を克服するために——』アニータ・ジョンストン著　井口《いぐち》萌娜《もな》訳

・『過食は治る　過食症の成り立ちの理解と克服プログラム』クリストファーG・フェアバーン著　永田《ながた》利彦《としひこ》監訳　藤本《ふじもと》麻起子《まきこ》、江城《えしろ》望《のぞみ》訳

・『こどもの摂食障害　エビデンスにもとづくアプローチ』稲沼《いなぬま》邦夫《くにお》著

・『拒食症・過食症を対人関係療法で治す』水島《みずしま》広子《ひろこ》著

おわりに

私は現在三十歳を超えました。

この本の執筆を決断するのに、非常に勇気が必要でした。不安だったからです。自分の過去をノンフィクションとして書くことで、それに関わる大切な人たちを傷つけてしまうこと。そして、当時の記憶を思い出すことで、摂食障害の症状がぶり返すことが。

執筆が決まった後も、心に重いしこりがあるように、言い知れぬ不安につき纏《まと》われました。不安とプレッシャーで食欲がなくなり、執筆中に涙が溢《あふ》れ、泣きながらキーボードを打つことも何度もありました。自分が狂ってしまわないのが不思議でした。

しかし、書いているうちに、再び摂食障害になる恐れは限りなく低いと思うようになりました。過去を思い出すためにどれだけ感覚を反芻《はんすう》させようとも、自分を満たすものは別にあるという認識は揺らぎませんでした。

執筆にあたり、摂食障害のことを家族と初めて話し合いました。家族は私の気持ちを受け止めてくれました。当時の様子を詳しく聞くうちに、知らなかった事実を知ることができました。高校一年生のとき最初に診察を受けた「女性の医師」のモデルになった方から、「母親の育て方のせいで私が摂食障害になったのではないか」と言われ、母は自分をとても責めたそうです。母が摂食障害の話題を避けてきたのは、このせいもあるのかもしれません。

私は、他人の顔色を窺《うかが》ってばかりいる自分が大嫌いでした。ありのままの自分を受け入れようとしてみても、容姿や性格全てが嫌いなのに、そんな自分を無条件に受け入れるなんて諦めにしか思えませんでした。

だから、世間が評価してくれるような「理想の姿」に近づこうと努力しました。私にとってそれは「痩せること」でしたが、ＳＮＳでフォロワーを獲得することにこだわったり、友達がうらやむような流行《はや》りの商品ばかりを身につけるのも同じことではないかと思います。

理想を抱くことは悪いことではありませんが、「理想を叶《かな》えて欠点を克服しなければ自分に価値はない」という考えが根底にあると危険です。運良く「理想」に手が届き、他人からの賞賛を得られたとしても、きっと気持ちが良いのは一瞬だけです。すぐに次の劣等感が生じて、さらに高い理想を追うことになります。死ぬ間際まで痩せ続けた私のように。

この劣等感と承認欲求のループから抜け出すには、自分自身を変える必要があります。自分とは違う考えや背景を持つ人と話したりして価値観を広げるのです。高校時代の私のように価値観が狭いままだと、「この理想を叶えることだけが自分を救ってくれる」と思い執着してしまいます。しかし、「いいな」と感じるものを増やして価値観を広げていけば、世界の全てに思えた「理想」がちっぽけにすら感じるようになります。

そうして自分の世界から一歩踏みだした後は、そこから自分が何を感じたのか考えてみてください。他人の意見は関係ありません。外の世界で得た経験や感情を使って本心を掘り起こし、自分の軸を立て直すことができたとき、他人の意見に流されて見落としていた、身近な大切なものにも気づけるようになります。

私たちはすでに素敵なものをたくさん持っています。あとはそれに気づく視点を持つだけです。

今振り返ると、私が摂食障害になったのは、生き残るためだったのではないかとすら思うことがあります。それでも、摂食障害になって良かったなんて、安易なことは言えません。摂食障害の記憶は辛《つら》いものですし、病に振り回され失った時間は戻りません。苦しみは忘れるのではなく、形が変わっていくのです。摂食障害から立ち上がったという事実が、今の私を支えてくれる一番の自信になっています。

苦しみは消えなくても、形が変わればそれはあなたの一部になって、歩く勇気をくれるはずです。

中学生の頃、誰かに振り向いてもらいたくても声を上げることもできず、痩せることに縋《すが》りました。不器用なのは今も同じです。不安になることもあります。しかし、もう食べ物に頼らなくても、私は言葉で、身体で、生きていくことで、誰かを振り向かせることができます。たとえ誰も振り向かなくても、私はもう笑って歩いていけます。

◉主要参考文献

・『思春期のこころと身体Q＆A③　摂食障害――身体にすり替えられたこころの痛み――』深井善光著　ミネルヴァ書房（二〇一八年）

・『過食は治る　過食症の成り立ちの理解と克服プログラム』クリストファーG・フェアバーン著　永田利彦監訳　藤本麻起子、江城望訳　金剛出版（二〇二一年）

・『「食べない心」と「親の心」』小野瀬健人著　主婦と生活社（二〇一四年）

・『拒食症・過食症を対人関係療法で治す』水島広子著　紀伊國屋書店（二〇〇七年）

・『こどもの摂食障害　エビデンスにもとづくアプローチ』稲沼邦夫著　金剛出版（二〇一九年）

・『子どものこころの発達を知るシリーズ⑨　摂食障害の子どもたち　家庭や学校で早期発見・対応するための工夫』髙宮静男著　合同出版（二〇一九年）

・『摂食障害の謎を解き明かす素敵な物語――乱れた食行動を克服するために――』アニータ・ジョンストン著　井口萌娜訳　星和書店（二〇一六年）

・『人と食と自然シリーズ5　食と心――その関係性を解き明かす――』京都健康フォーラム監修　建帛社（二〇一五年）

・『学校で知っておきたい精神医学ハンドブック』髙宮静男著　星和書店（二〇二一年）

・『思春期のこころと身体Q＆A④　心身症――身体の病からみたこころの病――』高尾龍雄編著ほか　ミネルヴァ書房（二〇一八年）

・『太れば世界が終わると思った』キム・アンジェラ著　高原美絵子、西野明奈訳　扶桑社（二〇二一年）

・『ダイエット幻想　やせること、愛されること』磯野真穂著　筑摩書房（二〇一九年）

・厚生労働省「日本人の食事摂取基準（二〇二〇年版）」策定検討会報告書　https://www.mhlw.go.jp/stf/newpage_08517.html

・厚生労働省　みんなのメンタルヘルス総合サイト「精神科の入院制度について」
https://www.mhlw.go.jp/kokoro/support/hospitalization.html

・厚生労働省　e-ヘルスネット「ＢＭＩ」
https://www.e-healthnet.mhlw.go.jp/information/dictionary/metabolic/ym-002.html

・厚生労働省　e-ヘルスネット「加齢とエネルギー代謝」
https://www.e-healthnet.mhlw.go.jp/information/exercise/s-02-004.html
・株式会社タニタ「基礎代謝とは何ですか?」　https://tanita.zendesk.com/hc/ja/articles/115015249208
・『摂食障害から回復するための8つの秘訣──回復者としての個人的な体験と摂食障害治療専門家として学んだ効果的な方法──』　キャロリン・コスティン、グエン・シューベルト・グラブ著　安田真佐枝訳　星和書店（二〇一五年）
・『家族の力で拒食を乗り越える』マリア・ガンシー著　井口敏之、岡田あゆみ、荻原かおり監修・監訳　荻原かおり訳　星和書店（二〇一九年）
・『健康ライブラリー　イラスト版　拒食症と過食症の治し方』切池信夫監修　講談社（二〇一六年）
・新宿ペリカンこころクリニック「過食性障害について（各論）前編」　https://pelikan-kokoroclinic.com/shinjuku/post-1401/
・『過食症：食べても食べても食べたくて──回復の秘訣がつまった2週間回復プログラム付き──』リンジー・ホール、リー・コーン著　安田（山村）真佐枝訳　星和書店（二〇一八年）
・『脳神経内科』第93巻第5号　科学評論社（二〇二〇年）
・元住吉こころみクリニック「過食性障害（むちゃ食い障害）の症状・診断・治療」
https://cocoromi-cl.jp/knowledge/psychiatry-disease/eating-disorder/bed/
・静岡県摂食障害治療支援センター『摂食障害の外来診察ガイド──暫定版──』（二〇一七年）
http://www.shizuoka-ed.jp/pdf/guide.pdf
・摂食障害情報ポータルサイト　https://www.edportal.jp/site.html
・江崎グリコ株式会社「タンパク質の不足で起こる諸症状、その症状と対策とは」
https://cp.glico.jp/powerpro/protein/entry01/
・アートスケープ「コマーシャル・ギャラリー」　https://artscape.jp/artword/index.php/コマーシャル・ギャラリー
・株式会社asken「あすけん　簡単／無料カロリー計算」　https://www.asken.jp/calculate/

その他、多くの書籍、雑誌、ウェブサイトなどを参考にさせていただきました。

涙《なみだ》を食《た》べて生《い》きた日《ひ》々《び》

摂食障害《せっしょくしょうがい》——体重《たいじゅう》28.4kgからの生還《せいかん》

2023年　3月25日　初版発行

著者　道《みち》木《き》美《み》晴《はる》

編集協力　アップルシード・エージェンシー

発行所　株式会社二見書房
東京都千代田区神田三崎町2-18-11
電話　03（3515）2311〔営業〕
03（3515）2313〔編集〕
振替00170-4-2639

印刷　株式会社堀内印刷所
製本　株式会社村上製本所

登場する人物はすべて仮名です。
また、登場人物のプライバシー等を鑑み、
一部事実関係を変更しているものがあります。

落丁・乱丁本はお取り替えいたします。
定価は、カバーに表示してあります。

ISBN978-4-576-23024-5
https://www.futami.co.jp